国家癌症中心肿瘤专家答疑丛书

宫颈癌

患者护理与家庭照顾

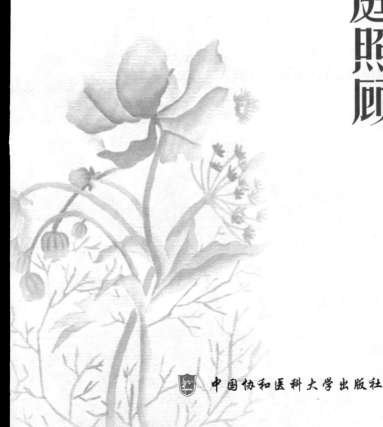

董碧莎◎丛书主编

苏伟才◎主编

中国协和医科大学出版社

图书在版编目（CIP）数据

宫颈癌患者护理与家庭照顾 / 苏伟才主编. —北京：中国协和医科大学出版社，2016.5

（国家癌症中心肿瘤专家答疑丛书）

ISBN 978-7-5679-0525-2

Ⅰ. ①宫…　Ⅱ. ①苏…　Ⅲ. ①子宫颈疾病-癌-康复 ②子宫颈疾病-癌-护理　Ⅳ. ①R737.33 ②R473.73

中国版本图书馆 CIP 数据核字（2016）第 059444 号

国家癌症中心肿瘤专家答疑丛书

宫颈癌患者护理与家庭照顾

主　　编：苏伟才
责任编辑：林　娜

出版发行：中国协和医科大学出版社
　　　　　（北京市东城区东单三条 9 号　邮编 100730　电话 010-65260431）
网　　址：www.pumcp.com
经　　销：新华书店总店北京发行所
印　　刷：涿州市汇美亿浓印刷有限公司

开　　本：710×1000　　1/16 开
印　　张：10.75
字　　数：100 千字
版　　次：2016 年 12 月第 1 版
印　　次：2021 年 12 月第 5 次印刷
定　　价：45.00 元

ISBN 978-7-5679-0525-2

宫颈癌患者护理与家庭照顾

主 编：苏伟才

副主编：路 虹 雷呈志

编 者（按姓氏笔画排序）：

王 宇	王爱兵	乔涌起	任夏洋
刘金英	闫加庆	安菊生	孙婉华
苏伟才	李国辉	杨芳宇	杨 梅
邹小农	张 睿	周海燕	段丽丽
费玉蓉	耿敬芝	贾 贝	徐 璟
郭春玉	崔 兑	董碧莎	雷呈志
路 虹			

前　言

由于癌症已经成为我国常见病、慢性病，有关癌症的预防、治疗和康复等问题涉及越来越多的人群，人们希望得到相关的专业知识，以降低癌症对健康的威胁，减轻癌症对患者身体的损害，尤其是患者及其亲属更希望能够提高治疗效果，使患者早日康复。对于治疗中、治疗后的患者，在与癌症长期的斗争中如何给予他们更多地帮助，是在战胜癌症过程中贯穿始终的重要问题。长期持续的护理、细心科学的照顾，对提高癌症患者的治疗效果、尽早康复或带瘤生活都发挥着积极有效的作用。为此，我们编写了这套丛书，希望能够帮助患者及亲属掌握一些专业知识和技能，为患者在日常工作、居家生活时进行科学有效的服务。

《国家癌症中心肿瘤专家答疑丛书》（以下简称"丛书"），是专门应对癌症治疗和侧重于癌症护理的科普读物。由中国协和医科大学出版社于2014 年出版的《国家癌症中心肿瘤专家答疑丛书》——《应对×癌专家谈》，共 18 个分册，主要侧重于癌症的临床治疗、康复和预防。继而国家癌症中心再次组织肿瘤专家编写了新的分册——《×癌患者护理与家庭照顾》，包括鼻咽癌、喉癌、甲状腺癌、肺癌、食管癌、乳腺癌、胃癌、结直肠癌、膀胱癌和宫颈癌，共 10 个分册，主要侧重于癌症患者的护理、照顾与膳食。《×癌患者护理与家庭照顾》比较系统地介绍了癌症检查、治疗、康复过程中的护理知识，以及家庭亲友如何对癌症患者更加专业的照顾，是对《应对×癌专家谈》的补充和完善。《应对×癌专家谈》侧重于医疗方面，《×癌患者护理与家庭照顾》侧重于护理方面。

新编分册包括肺癌等十种疾病，每种疾病内容独立成册。编者根据临床工作中患者、患者亲属常常提出的问题，设置了治疗与护理篇、营养与饮食篇、用药篇、心理帮助篇、功能康复篇、日常生活与复查篇等六个部分。丛书以问答形式与读者交流，读者通过目录查找到问题后，就可在书中找到答案。由于对患者护理、照顾的基本原理的一致性和方式上有许多相通，所以不同单册书中的内容也有相同部分，但对于不同癌症的不同治疗护理、照顾都在每一册书中进行了详尽介绍。合理的营养与膳食对增强

1

患者机体的抵抗能力、完成治疗方案、提高治疗效果发挥着重要的作用。根据读者的需求，丛书中的营养部分为患者提供了一些常用的食谱，供患者参考选择。癌症，无论对患者本人还是对于患者家庭都是信心和意志的一个考验，因此，在治疗康复过程中，不可忽视的重要内容是将不断坚定战胜癌症的信心、增强与疾病斗争的意志，作为一项治疗内容同步进行。丛书中的"心理帮助篇"，希望为患者提供一些心理疏导，对患者改善心理状态有所帮助，真诚地希望患者能够尝试书中介绍的方法，积极应对疾病。

丛书的编者是国家癌症中心长期从事一线工作的医生、护士和药学、营养及其他专业的医务工作者，他们将专业知识与实践中积累的经验相结合，秉承科学、严谨、专业特点突出的原则，对丛书的内容、文字反复提炼、细心修改、力求实用、通俗易懂，能够给予读者最实际的指导和帮助。在丛书的编写过程中，编写者都是在繁忙的工作之余，抽出休息时间进行创作，尤其编者中许多是从事护理工作的骨干，她们在每天 24 小时倒班的空隙中挤出时间按时完成书稿的编写，充分表达了她们对患者的真挚爱心。刘金英老师承担了"营养与饮食篇"的编写，精益求精反复修改；李国辉主任组织编写了"用药篇"，编者们用十个月的时间便完成了全部书稿的编写，通过此书将医疗护理工作从医院延伸到了社会、家庭。在此，对他们辛勤的付出表示诚挚的感谢。非常感谢首都医科大学的杨芳宇教授，应邀编写了"心理帮助篇"，运用心理学原理给予患者提供帮助。还要特别感谢孙桂兰、岳鹤群、田守光三位老师，他们的抗癌经验、与病魔斗争的精神，为我们树立了榜样。在丛书编写过程中，策划编辑张平主任，建立微信群、收发书稿，全方位联系参编部门及人员，并参与了公共部分内容的修改，在每一个环节上都付出了艰辛劳动，对她为本套丛书出版做出的贡献致以衷心的感谢。丛书顺利与读者见面，还要感谢中国协和医科大学出版社吴桂梅主任带领的编辑团队，是她们的工作将丛书尽快送到了读者的手中。

作为科普读物，丛书在内容的收集、语言的使用等方面还存在着许多不足，敬请读者多提宝贵意见。

最后，为了更加美好的明天，我们将永不言弃。

董碧莎

2016 年 10 月 15 日

目　录

三、用药篇   87

一、治疗与护理篇

◎ 外科治疗护理

◎ 放射治疗护理

◎ 化学治疗护理

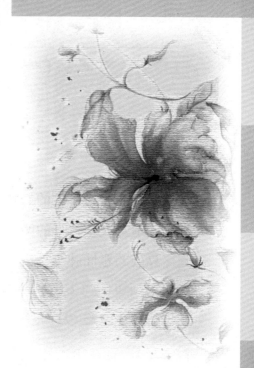

（一）外科治疗护理

1. 什么是宫颈癌？

宫颈癌是最常见的妇科恶性肿瘤。又称子宫颈癌，指发生在宫颈阴道部或移行带的鳞状上皮细胞及宫颈管内膜的柱状上皮细胞交界处的恶性肿瘤。宫颈癌病因尚未完全明了，根据相关研究认为宫颈鳞癌与人类乳头瘤病毒（HPV）感染有关。原位癌高发年龄为 30~35 岁，浸润癌为 50~55 岁。

2. 宫颈癌的治疗方法有哪些？

宫颈癌应根据临床分期、年龄、生育要求、全身情况结合医院医疗技术水平及设备条件综合考虑，制定治疗方案。主要治疗方法有手术、放射治疗（放疗）及化学药物治疗（化疗）。

3. 手术后多久拆线？

腹部切口一般 6~7 天愈合，正常情况下，术后 7 天拆线。年老、贫血、低蛋白及合并糖尿病的患者手术切口愈合时间长一些，医生会根据患者情况适当延长拆线时间。

　　出血倾向是指皮肤、黏膜自发性出血，或当微小血管遭受轻微创伤后，出血不易自行停止的一种临床表现。主要是因为止血和凝血功能障碍而引起。如血小板低下的患者、凝血功能障碍的患者以及长期服用抗血小板药物（如阿司匹林）的患者。

4. 手术后如何对伤口进行观察和护理？

　　患者拆线后，因为伤口处仍比较脆弱，还需要继续敷料覆盖，打紧腹带，直至手术切口完全愈合。这个过程仍需要 15 天。如果在此期间，患者出现发热、伤口渗血或伤口剧烈疼痛，需及时去附近医院就诊。

5. 手术后伤口发痒是不是伤口感染了？

　　手术后细胞组织会生长新的肉芽，肉芽的出现刺激了神经末梢，所以，手术伤口在愈合的过程中会有发痒的感觉，如果只是单纯的发痒，不用紧张，无需特殊处理，但是患者和家属要观察伤口有无红肿热痛等感染的表现，有无分泌物及特殊气味。伤口发痒时尽量避免搔抓伤口，以免影响伤口愈合或引起感染。

6. 手术伤口的缝合材料有哪些？

　　常用的缝合材料有三种：缝线、皮钉、皮肤黏合器。缝线和皮钉对于患者来说有异物感，并且缝合的创面较大，影响美观，目前已较少使用。皮肤黏合器相比以上两种缝合材料异物感不明显，而且伤口恢复得也非常好，美观、好看。但如果患者的伤口张力大并且渗出较多时，医生还是会选择缝线或皮钉来进行缝合。

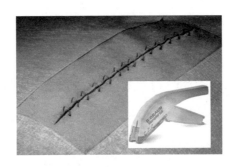

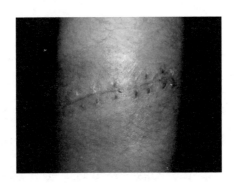

7. 伤口缝合材料不同，后续处理方式也不同吗？

常用的缝合材料有缝线、皮钉、皮肤黏合器。使用缝线或皮钉的患者，应由医生拆线。一般会在 7 天左右拆线使用皮肤黏合器的患者，可遵照医生的嘱咐或者等手术 7~15 天后，在家自行摘除皮肤黏合器（胶布）即可。

8. 手术后多久可以洗澡？需要注意什么？

手术后是否可以洗澡，首先要看伤口愈合状况。最好等伤口的结疤掉了以后，无红肿、疼痛、化脓等，拆线后的 3~7 天就可以洗澡了。洗澡时需注意水温适宜，不要用力揉搓伤口，伤口局部也不应浸泡时间过长，毕竟伤口局部刚愈合，皮肤较薄，长时间浸水容易引发感染。洗澡时主张采用淋浴的方式，避免盆浴；其次，要看患者身体恢复情况，体质弱的患者洗澡时需有人陪伴，且时间不宜过长。

9. 什么是下肢静脉血栓？

下肢静脉血栓是常见的周围血管疾病，是指血液在血管内发生了不正常的凝集现象。下肢静脉血栓形成的危险因素是血液滞缓、静脉壁的损伤及血液高凝状态。下肢静脉血栓还可以向心性延伸至下腔静脉，甚至堵塞肾静脉而引起肾功能衰竭从而威胁生命。

10. 下肢深静脉血栓对患者有什么危害？可采取哪些措施预防？

下肢深静脉血栓形成后，绝大多数患者没有临床表现。部分患者急性期会出现肢体疼痛甚至肿胀。还会造成多种并发症，尤其是延误治疗时机更会造成很严重的情况。可能造成脑血栓、心肌梗死、肺栓塞及肢体坏疽。

目前预防下肢静脉血栓的方法包括机械性预防和药物预防。机械性预防包括按摩下肢、穿着弹力袜、气压式血液循环驱动器等，主要通过促进下肢血液循环预防下肢静脉血栓；药物预防是指通过应用一些抗凝药物预防下肢静脉血栓。医护人员会根据患者发生下肢静脉血栓的可能性来决定采取哪些方法。

11. 抗血栓弹力袜的原理是什么？

抗血栓梯度压力带（抗血栓弹力袜）按照梯度递减原理设计，可实现从踝部开始向上到腹股沟递减的压力梯度效果。其作用有：

（1）可降低静脉的扩张，继而减少血管内膜破损，减少静脉血栓形成。

（2）可明显加快浅、深静脉血流，血流速度达到138%，可直接减少血液淤滞、静脉扩张及血栓形成。

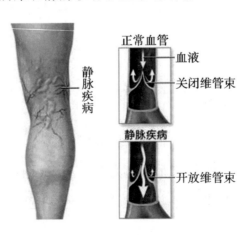

（3）可增强瓣膜功能，减少血液淤滞，减少血栓形成。

所以抗血栓梯度压力带可大大减少下肢静脉血栓及肺栓塞的发生率，是一种最安全、简便、无副作用的预防血栓形成的措施，与气压式血液循环驱动器联合使用效果更佳。

12. 出院后还需继续穿弹力袜吗？

目前，市面上的弹力袜包括两种款式：卧床期（腿长型）和康复期（膝长型）。一般术后患者活动少的时候应该穿着腿长型弹力袜，当患者每日下床累计活动时间大于 4 小时，便可由原来的腿长型弹力袜变为膝长型弹力袜。弹力袜应穿到术后 3 个月。如患者存在一些危险因素，如活动时间少，长期站立，患有静脉曲张等疾病时，建议患者长期穿着弹力袜。

13. 弹力袜如何保养？

弹力袜在预防静脉血栓方面有非常重要的作用，因此，患者回家后应该注意保养，具体方法：

（1）每天洗漱时脱去弹力袜，观察皮肤情况。

（2）每天停止使用弹力袜时间不应超过 30 分钟。

（3）每 2~3 天用 40~60℃水清洗弹力袜。

（4）室温晾干或中低温度烘干机烘干。

（5）不要使用羊毛脂软膏，以免影响弹力袜的弹性，缩短弹力袜使用寿命。

7

（6）正确维护，弹力袜可使用2~3个月（洗20次左右）。

（7）注意在穿脱弹力袜时，不要让首饰或指甲刮伤弹力袜。

14. 什么是良好睡眠?

睡眠时间长并不意味着睡得好。除了睡眠量之外，更重要的是睡眠的质。良好的睡眠可表现：①能在 10 ~ 20 分钟入睡；②睡眠中不醒或偶尔醒来又能在 5 分钟内入睡；③夜间睡眠无惊梦，做梦醒后很快忘记；④睡醒后精力充沛，无疲劳感；⑤睡眠中没有或很少有噩梦、异常行为等。

15. 为什么手术后睡眠质量明显变差? 应该如何应对?

手术创伤、伤口疼痛、生活状态的改变以及心理压力等都会影响睡眠质量。患者回家后，需要放松心情，建立规律的生活习惯，如晨起不赖床、午睡时间不宜过长或过晚，定时上床睡觉，必要时可遵医嘱服用辅助睡眠的药物；日间适量活动；睡前不饮用茶水或咖啡等，不宜情绪剧烈起伏或剧烈运动；逐步建立规律的生活习惯，睡眠质量会逐步恢复。

16. 为什么手术后肚子上的皮肤没有感觉了? 能恢复吗?

术后肚子上的皮肤没有感觉是因为手术切口切断了皮肤上的

神经，需要经过一段时间的恢复。神经功能的恢复需要较长的时间，所以患者不用着急，也无需特殊处理。

17. 宫颈癌患者手术后能做什么样的锻炼及活动？

患者术后出院，活动时要掌握循序渐进、劳逸结合的原则，逐渐增加活动范围和活动量。避免没有准备而突然站立。感觉头晕、心慌、出虚汗、极度疲倦时应及时休息，不可勉强活动。可选择的活动包括跑步、散步、太极拳等舒缓项目。

18. 为什么手术后会出现粉色的分泌物及阴道流液的现象？

宫颈癌手术切除子宫后，缝合阴道的伤口一般采用可吸收线。在缝线吸收的过程中，会出现少量粉红色阴道分泌物。另外，缝合阴道残端时一般留有引流口，该口位于盆腔最低处，盆腔内部分积液就会由此口流出。所以，如果宫颈癌术后，阴道有

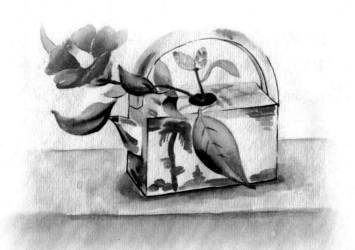

少量淡粉色分泌物，可不必担心。但如果颜色鲜红、量较多、有血块，出现心慌、头晕等症状，要高度警惕有出血的可能。另外，部分患者会出现阴道流液，最常见原因是淋巴液由阴道残端流出。但是，如果出现大量流液，伴尿量减少，要警惕发生输尿管瘘，需要由医生确定尿液是否经阴道漏出。

19. 为什么手术后会出现尿频的情况？应该如何护理？

宫颈癌根治术范围较大，不可避免地会损伤某些支配膀胱和尿道的神经。因此，患者的膀胱功能或多或少会受到一定程度的影响。部分患者在拔除尿管后会出现不能自主排尿或者是排不干净尿以及**尿频**的现象，但这些都是暂时性的。患者膀胱功能会缓慢恢复，无需特殊处理。患者应该保证不憋尿，有尿意时及时排尿。

20. 为什么手术后会感觉到体力弱，轻微活动就感觉头晕？

任何手术治疗对患者的身体都有一定程度的创伤，伤口疼痛、长时间卧床等都会导致患者自觉体力下降，但是患者在逐步增加活动后体力会渐渐恢复；患者长时间卧床后突然下床时会因为体位的改变而引起血压的变化，导致大脑供血量减少，这时患

尿频：正常成人白天排尿 4~6 次，夜间 0~2 次。如果排尿次数超过正常次数则为尿频。

者会感觉头晕，容易发生跌倒。为了避免这种情况，患者可以通过缓慢起床，在起床后先在床边坐一坐，没有不适时，再开始活动的办法来预防上述风险。

21. 为什么手术后会出现腹痛、腹胀、腹泻甚至便秘的情况？

手术切除部分组织器官是导致腹痛、腹胀的主要原因。由于宫颈癌手术中改变了肠道的位置及排列，导致排便型态的改变，表现为腹泻或便秘，对症处理即可。腹泻时可遵医嘱服用止泻药物，便秘时可遵医嘱使用辅助排便的药物，一般情况下，患者完全恢复胃肠功能需要 3~6 个月。

22. 什么是引流管？为什么要放置引流管？

外科引流管很多，宫颈癌术后患者常见的有尿管、阴道引流管及腹腔引流管。这些引流管的目的是将膀胱中的尿和盆腹腔中的术中冲洗液、术中渗血以及术后渗液等引出体外，防止术后感染。

23. 引流管什么时候才能拔除？

引流管拔除时间因人而异。主要看引流量及引流液颜色，如引流量较前明显减少，每日引流量少于 30 毫升时就可以拔除。

11

24. 为什么出院时有的患者需要携带引流管回家？

　　部分患者因为手术范围、体质等原因导致未能在出院时拔管，但患者身体恢复的情况已达到出院指征，这时医生会让患者先行出院，回家后逐步恢复。因此，这部分患者需要携带引流管回家。

25. 携带引流管回家后，应该怎么护理？

　　宫颈癌术后患者携带引流管回家后，家属要帮助患者妥善护理好这些管路，避免患者活动时打折或脱出。每日定时倾倒引流液并观察、记录引流量及颜色。如患者出现引流量突然增多、颜色改变、体温升高或引流管部位的皮肤红肿、疼痛、有波动感时及时返院就诊。

26. 手术回家后发热正常吗？

　　发热俗称发烧。恶性肿瘤、感染及手术并发症等都会引起发热。患者急性高热超过 38.5℃ 或持续低热时间较长都应去医院就诊。

27. 什么是物理降温？

物理降温是用低于或高于人体温度的物质作用于人体皮肤，通过神经传导引起皮肤血管的扩张或收缩，达到降低体温的方法。分为局部降温和全身降温，局部降温包括使用冰袋、冰帽；全身降温包括温水擦浴、酒精擦浴、使用冰毯机。

28. 如何做物理降温？

局部物理降温最常用冰袋，使用冰袋时应先检查冰袋有无破损，检查患者冷敷部位皮肤有无破损，避免患者皮肤和冰袋直接接触，冰袋可用小毛巾包裹，或者隔有衣物；冰袋应放置在前额、头顶部和体表大血管流经处（颈部两侧、腋窝、腹股沟、腘窝等处）；禁止放置在心前区、枕后、足底、腹部等处。用冰袋冷敷的时间最长时间不超过 30 分钟，随时观察局部皮肤情况，确保患者局部皮肤无发紫、麻木及冻伤，如有异常立即停止冷敷。在冷敷 30 分钟后测量体温并记录。

全身物理降温常用温水擦浴和酒精擦浴。温水擦浴方法：盆中盛 32~34℃温水，毛巾浸在水中拧至半干擦拭患者双上肢、腰背部、双下肢，擦至腋窝、肘窝、手心、腹股沟、腘窝处稍用力并延长停留时间，以促进散热；环境安静整洁舒适、室温适宜、关闭门窗。酒精是一种挥发性液体，刺激皮肤血管扩张，擦浴时在皮肤上迅速蒸发带走机体大量热能，散热效果强，操作方法同温水擦浴法，酒精浓度 25%～35%，对酒精过敏和有出血倾向高热患者禁用。

29. 为什么发热时要保持口腔卫生？

口腔的温湿度和食物残渣非常适宜微生物的生长繁殖，致使口腔内存有大量致病和非致病菌，当机体处于健康状态时，机体抵抗力强，唾液中的溶菌酶具有杀菌的能力，再加上喝水、进食、漱口、刷牙等活动可达到减少和清除致病菌的作用，一般不会引起口腔疾患；当机体出现异常，发热时机体水分大量蒸发，患者唾液大量减少，口腔黏膜干燥，这种口腔环境十分有利于病菌迅速繁殖，极易引起口腔炎、黏膜溃疡等口腔疾患，所以患者发热时还应特别注意口腔的卫生情况。

30. 发热时为什么要多喝水？

因为一要补充身体丢失的水分，防止患者虚脱；二多喝水有利于通过代谢帮助散热。人体体温升高时心率和呼吸都会有不同程度的增快，人体细胞代谢也会增快，各种代谢都需要水的参加，所以身体此时对水的需要量会增加，消耗也就会增多；高热时人体为维持相对正常的温度，就要进行自身的调节，其中很重要的一点是通过皮肤蒸发散热，高热的患者常伴有不同程度的出汗，也增加了水分的丧失，呼吸加快也会挥发一定的水分，所以患者发热时应该多喝水。

31. 发热到什么程度需要用退热药？

发热超过 38.5℃时需要使用退热药。在使用药物的过程中，使用物理降温，能达到快速降温，缓解症状的目的，但要注意降温的叠加效果，避免造成患者的损伤。

32. 什么是宫颈锥切手术？

宫颈冷刀锥切手术是用手术刀将宫颈环形切除，是传统经典的锥切方式。本手术是医生采用手术刀将病变的宫颈连同宫颈管一同做锥形切除，不但可以大范围切除宫颈病灶，更可深度切除宫颈管内病灶。锥切术对宫颈癌前病变及早期浸润癌诊断准确，且对于宫颈上皮内瘤变（cervical intraepithelial neoplasia，CIN）

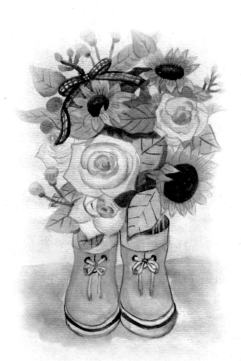

Ⅰ级合并 HPV 持续感染、Ⅲ级及早期浸润性宫颈癌（ⅠA₁期）要求保留生育功能的患者中绝大多数可以达到根治效果，一般不影响生育功能。

33. 为什么宫颈锥切术后的患者要卧床休息？

宫颈锥切术后阴道出血是最常见的并发症，术后活动量增加是诱发创面出血的最常见的原因。因此，宫颈锥切术后应避免剧烈运动。

34. 宫颈锥切术后的患者需要注意什么？

宫颈锥切术后患者最需要注意的是宫颈创面愈合情况，过度、过早下地活动、便秘时小腹用力及创面感染都有可能增加出血的风险。所以术后需要注意：①术后 3 周内除尿、便外尽可能减少下床活动；②多吃蔬菜、水果及粗粮等高维生素食物，防止便秘；一旦粪便干结，可使用开塞露协助排便，避免小腹用力；③宫颈创面愈合一般需要 2~3 个月，所以术后 2~3 个月内禁性生活、游泳、盆浴，减少创面感染及出血的机会。

35. 宫颈锥切术后多久能洗澡？应该注意什么？

宫颈锥切术后 2 周可淋浴。患者应注意尽量缩短淋浴时间，避免阴道出血。因为宫颈伤口完全愈合需要 3 个月的时间。因此，为了避免感染，手术后 3 个月内禁止盆浴。

（二）放射治疗护理

36. 什么是放射治疗？

放射治疗简称放疗，是肿瘤治疗中的一种局部治疗方法，也是治疗局限性肿瘤最有效的手段。它是利用放射线来杀灭肿瘤细胞。目前，用来进行放射治疗的射线有高能量的 X 射线、高能量的电子射线（β 射线）以及最常用来做近距离治疗的伽马射线（γ 射线）。这些射线可以破坏肿瘤细胞的结构，从而导致肿瘤细胞死亡，达到治疗肿瘤的目的。放疗分为内放疗和外放疗两种方式。

37. 什么是内放疗？

内放疗俗称体腔内后装放射治疗，照射范围仅局限于肿瘤的原发部位，如宫颈、阴道、宫体及宫颈旁区域。具体方法是将放疗施源器置入宫腔或阴道内，使放射源直接作用于病灶附近，以达到治疗目的。具体就是患者采取妇科检查的姿势，宫颈消毒后由医生将放疗施源器置入宫腔或阴道内，固定施源器后，运送患者进入治疗室，医务人员将患者的施源器与机器连接。经过操纵使放射源进入患者体内病灶达到治疗的目的。

38. 什么是外放疗？

外放疗，治疗除了内放疗的区域，还包括可能发生转移的子宫旁、宫颈旁及阴道旁组织，盆腔组织及盆腔区域淋巴结区。一般上界可达到3~4腰椎之间，下界近股（大腿）根部。

医生会在身体上用带颜色的笔画水平、竖直或十字交叉的标记线。标记线一般位于下腹正中和身体两侧。

39. 每次放疗需要多长时间？

体外放疗：先进行放疗计划制定，制定好计划后开始放疗，每日1次，周六日休息，25~30次。腔内放疗：每周1次。腔内

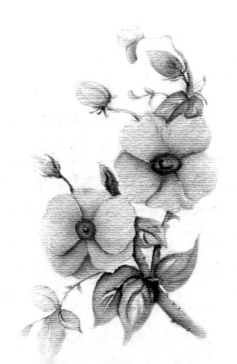

放疗每次的时间长短要看当日放疗机器中放射源的情况而定，几分钟至几十分钟不定。

40. 放疗后，身上会带有放射线吗？

放疗后身体不会带有放射线。因为放疗结束时，放射源已经取出，不会有放射线了，因此回家后也不会对家人带来不好的影响。

41. 为什么放疗中和放疗后要进行阴道冲洗？

放疗的过程中，会伴随着一定量的坏死组织脱落。而阴道冲洗的目的就是清除脱落的坏死组织，减少阴道感染，促进上皮细胞的修复和损伤的愈合，避免阴道粘连，同时还可以促进炎症的吸收和消退，提高放疗的敏感度。

42. 应该如何进行阴道冲洗？具体步骤是什么？

治疗期间每日用温开水冲洗 1 次，对阴道分泌物多，异味重的患者每日冲洗 2 次，直至治疗结束。

阴道冲洗的具体步骤：从药店买回阴道冲洗器后，将温水装入冲洗器中，将冲洗器尖端插入阴道内，冲洗时，冲一下停一下，以达到冲洗干净的目的。冲洗量的多少以阴道的清洁程度为准。阴道冲洗器属私人物品，应该专人专用，可以重复使用。每次冲洗完毕，应用清水洗干净晾干后，放置在清洁干燥的地方以备下次使用。

43. 如果忘记了阴道冲洗怎么办？

患者在放疗期间应该每日进行阴道冲洗。如果患者偶尔一次没有冲洗不会有太大的影响，当意识到忘记做阴道冲洗后最好能及时进行补冲。

44. 如何能做到坚持每日阴道冲洗？

为了能每日坚持阴道冲洗，患者可以选择在相对固定的时间里做此项工作。每天 1~2 次，时间可为早上起床后或晚上睡觉前。对于年轻人可以在手机上设定闹钟，定时提醒；对于老年人，儿女或陪伴人员应担负起提醒的任务。

45. 放疗有什么不良反应？

以下是所有可能发生的不良反应，但对于大多数患者来说，其中很多不良反应尤其是严重的不良反应发生率是非常低的。不良反应分为近期不良反应与远期不良反应。

近期不良反应包括：

（1）骨髓抑制：骨髓造血功能下降，表现为血常规检查指标降低，严重时并发感染、出血。

（2）胃肠道反应：多见为恶心、呕吐、腹胀、食欲减退、里急后重、腹泻、严重时脱水、便秘、黏液便、肠梗阻。

（3）腔内放疗会有感染、积脓、子宫穿孔、阴道撕裂出血、邻近器官损伤等。

（4）皮肤反应，如皮肤干燥、瘙痒、皮疹、色素沉着、脱屑破溃等。

（5）泌尿系反应，如尿频、尿急、尿痛。

（6）外阴、阴道炎症引起局部红肿、充血、疼痛。

远期不良反应包括：

（1）不同程度的放射性直肠炎：表现为肛门坠胀、粪便带血或便血、黏液便，严重者发生直肠阴道瘘。

（2）不同程度的放射性膀胱炎：表现为尿频、尿痛、血尿、排尿困难、尿失禁。

（3）严重者发生膀胱阴道瘘。

（4）放射性小肠炎、肠粘连、肠梗阻。

（5）阴道狭窄、卵巢功能丧失、生育功能丧失、更年期综合征。

（6）盆腔纤维化、疼痛、下肢肿胀等。

46. 放疗的不良反应可以预防和减轻吗？

放疗给患者带来了一定的痛苦，患者可以通过以下方法预防和缓解放疗所带来的不良反应：

（1）生理方面：了解放疗也是治疗宫颈癌的手段之一，近年来技术发展较快，疗效较好，尽量减少恐惧及紧张心理，情绪放松，多与放疗后治疗效果好的患者进行交流，增加治病信心；保持良好的心态。

（2）饮食方面：要劝说患者克服食欲减退的症状，鼓励少食多餐，多食营养丰富、清淡易消化的食品；少食辛辣、油腻、煎炸、坚硬的食物。

（3）皮肤方面：注意清洁，不使用刺激性的清洁剂、消毒剂；避免抓挠、蚊虫叮咬，避免破损等；注意防晒；衣物选择轻柔、宽松棉质衣物，避免过硬、过紧的衣物磨伤皮肤。

（4）放疗前尽量排空大小便。

（5）放疗后多饮水、多排尿、及时排尿，尽量不憋尿。

47. 放疗后会掉头发吗？

放疗分为体外放疗和腔内放疗，都是盆、腹腔放疗的局部治疗，不会影响到头皮的毛发。所以只进行放疗的患者不会因为放疗发生脱发。只有当患者在放疗的同时进行了化疗，而部分化疗

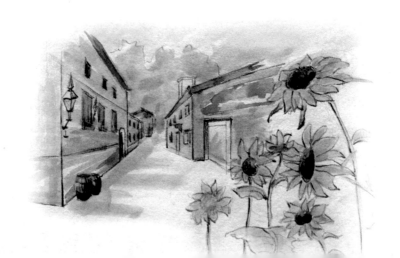

药物对毛囊具有毒性，会发生暂时的脱发。

48. 为什么放疗期间会出现尿频、尿不净？应该怎么办？

尿频、尿不净是放疗的不良反应之一，属于放射性膀胱。黏膜反应但患者千万不可因为害怕出现这些情况而拒绝喝水。患者在放疗期间应该多饮水，多食富含维生素的水果、蔬菜，加强营养增强体质；做到不憋尿，有尿及时排出，睡觉前1小时内少喝水，临睡前排空膀胱的尿液，减少睡觉后膀胱充盈。待放疗结束后此现象会逐步缓解至消失。

49. 为什么放疗期间会有肛门下坠感？应该怎么办？

放疗期间，有些患者会感觉到肛门下坠，总想排便，此现象是放疗的不良反应，属于放射性直肠黏膜反应。对于这一现象，患者饮食应禁辛辣，尽量选择清淡可口、易消化的半流食为主，每次排便后用温热水清洗肛门；如并发痔疮可涂抹痔疮软膏类药物；放疗结束后这些现象会逐步缓解至消失。

50. 为什么放疗期间会出现阴道出血？怎么办？

阴道出血是宫颈癌的症状之一。如果病灶在宫颈口，患者进行内放疗时医生将窥具放入阴道后可能会碰到腐烂的病灶，会引起阴道出血。当出血严重时可告知主管医生，遵医嘱口服止血药或局部填塞纱布止血。

51. 放疗会对放射部位的皮肤造成什么损伤？

放疗是利用放射线杀伤肿瘤细胞的过程，放射线除了对肿瘤细胞有杀伤力，对于正常的细胞也会有损伤。因此，做外放疗的患者，身体表面皮肤是会受到损伤。皮肤损伤一般发生在放疗后的2~3周，首先接受放疗治疗范围的皮肤会变红，与晒太阳后反应相似；其次皮肤出现干燥、发痒、轻微红斑，毛发脱落。随放疗时间加长，症状会逐步加重，如色素沉着、脱皮、红斑区皮肤疼痛；个别患者皮肤皱褶处出现湿性脱皮，甚至破溃

52. 如何预防放疗过程中的皮肤损伤？

为了保证治疗的完整性，患者在进行放疗的过程中，要注意保护皮肤，预防皮肤受损。放射区域的皮肤应注意：①清洁：用温水轻洗，避免肥皂、化妆品、消毒剂的刺激；②避免破损：避免抓挠、蚊虫叮咬等；当皮肤出现脱皮结痂时，不要强行撕剥，否则不易愈合；③注意防晒；④衣物选择轻柔、宽松棉质衣物，避免过硬、过紧的衣物磨伤皮肤。

53. 发生放射性皮肤损伤时如何护理？

如发生放射性皮肤损伤，不要抓、挠皮肤，以防皮肤破溃，

遵医嘱使用外用消毒剂涂抹，如龙胆紫等，也可将"葵花籽油"用火烧开，凉后用棉球轻轻沾油涂抹患处，减少局部受压，通风保持干燥。在衣物的选择上，可选择宽大的衣裙和裤子，避免皮肤摩擦受损。

54. 如何缓解放射区域皮肤瘙痒？

放射区域出现的皮肤瘙痒，患者异常难受。这时，患者应尽量不抓挠皮肤，可以轻轻拍打，可遵医嘱使用"表皮生长因子"喷剂局部喷涂；或用冰片淀粉缓解症状。

55. 放射区域的皮肤有炎症了，还可以进行放疗吗？

如患者放射区域皮肤仅出现轻度炎症，如皮肤发红、痒等，可遵医嘱使用药物进行缓解，患者不必强忍。一般情况下，仍可进行放疗。如皮肤发生破溃应遵医嘱停止放疗，否则会加重、恶化放射区域的皮肤炎症程度。

56. 放疗期间应该如何选择衣服？

患者进行放疗，尤其是体外放疗时，对贴身衣服的选择尤为重要。在放疗期间，患者应选择柔软棉质、摩擦力小、尺寸宽大、吸水性好的衣服，而且应该注意在出汗后及时更换，保持衣服的清洁干燥。

（三）化学治疗护理

57. 什么是化学治疗？

　　化学治疗简称化疗，是肿瘤治疗的重要方法之一。它是利用化学合成的药物杀死肿瘤细胞，抑制肿瘤细胞生长繁殖和促进肿瘤细胞分化的一种治疗方式。药物通过血液分布在全身，因此它是一种全身性治疗方式。在使用的过程中，化疗药物可以使用单药，但更多的是联合其他化疗药物一起使用。因为化疗药物对正常组织也有毒性作用，故使用化疗药物是一把"双刃剑"。患者必须在正规医院接受正规的化疗，才能最大化保证化疗治疗的效果。

58. 什么是新辅助化疗？

　　新辅助化疗是指在手术或放疗之前进行一次或多次全身性化

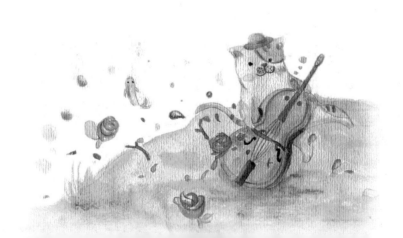

疗的治疗方式。新辅助化疗的优点：

（1）减轻患者在术前由于肿瘤本身所导致的一些不适症状，从而帮助患者适当减轻心理压力。

（2）可使原有肿瘤缩小，争取手术治疗的可能性，同时，还可以减少手术过程中的风险以及术后并发症的发生，进一步达到满意减瘤的目的。

（3）使肿瘤细胞活力减弱，在手术过程中不易发生播散入血，减少手术转移。预防远处转移的发生，同时提高长期生存率。

（4）在不增加患者医疗负担的同时，最大化保证化疗的效果。

59. 什么是化疗周期？

化疗并不是天天都要打针，都要治疗。但究竟应该什么时候给予化疗药、什么时候不给化疗药，也是有严格要求的。在每次给药及其随后的停药休息期到下一次化疗开始用药的时间，称为一个化疗周期。也就是说，一个化疗周期，包括了给药期和休息期这两个部分。一般来说，化疗方案不同，化疗周期的长短也不相同。但都有一个基本的原则，即根据化疗药物的药代动力学特点和肿瘤细胞的增殖周期及人体恢复周期共同来决定化疗周期。通常从化疗给药的第 1 天开始计算，至第 21 天或 28 天为一个化疗周期。

60. 什么是化疗间歇期？

在一个化疗周期里，化疗药并不是天天使用的。不管化疗周期的长短，每个周期里都会有一定的休息时间。这个休息时间称为化疗间歇期。间歇期是为了让人体在经过化疗药物的"打击"后，身体能够慢慢地恢复。被化疗药物损伤的一些重要脏器的功能，在间歇期也能得到恢复，以便更好地进行下一次化疗。

61. 化疗后会出现哪些不良反应？

化疗药物在治疗肿瘤的同时，对人体正常器官功能也有影响。这些影响称为化疗药的不良反应。化疗药常见的不良反应有胃肠道反应（恶心、呕吐）、血液毒性（白细胞计数低、血小板计数低、红细胞计数低）、肝肾毒性（肝肾功能异常）、神经毒性（手脚麻木、耳鸣甚至耳聋）、皮肤毒性（脱发、皮疹、脱皮、脓疱）、心脏毒性（心慌、心律失常、心绞痛）、疲乏、性功能改变、生育功能改变等。

62. 当患者发生白细胞和（或）粒细胞减少时应该怎么办？

肿瘤患者在白细胞和（或）粒细胞减少时，会因抵抗力低下而发生感染，所以应采取措施减少由外源性微生物引起感染的危险性。

（1）保持居住环境的干净卫生。

（2）患者应避免接触花、其他植物、动物及其排泄物、疫苗接种过的人或患有传染性疾病（如水痘、带状疱疹、流感及普通感冒等）人群。减少不必要的探视。到人多的地方要戴好口罩，避免交叉感染。

（3）患者自身应养成良好的卫生习惯，注意饮食卫生，做到饭后漱口及口腔护理，加强排尿、便后会阴部清洁。

（4）预防皮肤和黏膜的创伤，正确处理伤口。

（5）遵医嘱使用抗生素预防感染。

63. 为什么注射升白细胞药物后会出现关节和脊柱的疼痛？

升白细胞药物会对肌肉骨骼系统产生影响，有时会有肌肉酸痛、骨痛、腰痛、胸痛的现象，再加上升白药物会刺激骨髓造血，而骨髓通常会分布在大的关节和脊柱等部位，并且这种造血也属于一种过度刺激造血。因此，通常会引起关节和脊柱的疼痛。

64. 如何缓解注射升白药物后出现的疼痛？

对注射升白药物后出现的疼痛，可以采取一些办法缓解：注意卧床休息，适当活动，避免剧烈运动；也可以采用一些放松疗法，分散患者的注意力。家属可以陪伴在患者身旁，与患者聊天；如果家属不在，患者也可以选择一些自己喜欢的事情来做，如听音乐、做手工、看电视等。如果上述方法均不能使疼痛得到缓解，患者可以遵医嘱服用一些镇痛剂缓解疼痛。

65. 注射升白药物后出现发热怎么办?

发热属于使用升白细胞药物后常见的不良反应之一。多发生在注射后 2~3 小时，可给予额头部冷敷、温水擦浴等措施，同时注意卧床休息，多饮温热的水；进食清淡、易消化食物；密切观察体温、脉搏、呼吸、血压的变化；保持家庭环境的清洁干燥，每日开窗通风 2 次，每次 30 分钟，保持室内空气清新。

66. 化疗间歇期，发生口腔溃疡怎么办? 应该怎么预防?

患者在化疗前 3~7 天即可开始采取一定的预防措施来保持口腔清洁，如使用软毛牙刷，纵向刷牙至少 2 次/天，至少 90 秒/次。多饮水，进食微温或冷的流质或半流质饮食，不食骨刺类、坚硬类食物，戒除烟、酒及辛辣食物，以免刺激和损伤口腔黏膜。最容易接受的食物是大米粥、麦片粥、蔬菜泥、牛奶蛋糊、肉松、冰淇淋等，如果能吃固体食物，也应该选择柔软的，或能煮烂的食物。此外，还可以遵医嘱使用 1∶5000 呋喃西林漱口液漱口，一般三餐后及早、晚（5 次）漱口，也可用蒸馏水漱口。或选择使用口泰（复方氯己定含漱液）进行口腔内喷雾。在喷雾前先清洁口腔，以使药物充分发挥作用。喷雾时应注意全方位，喷雾后含漱时间>3分钟。化疗时定时、持续把冰块含在口腔内，使口腔内血管收缩，降低口腔内血药浓度，可降低口腔溃疡发生率。

67. 抽血检查肝、肾功能需要注意什么？

肝功能检查前一天，摄入含有丰富胡萝卜素、叶黄素的食物会使血清呈黄色，影响黄疸指数测定结果；晚餐应避免饮酒，不要进食高脂肪、高蛋白食物，晚上9时后不要再进食，检查前不能吃早餐，不能喝水。肝功能检查应为空腹时抽血，空腹时间一般为8~12小时。

肝功能检查当天早上不能进行体育锻炼或剧烈运动，应到医院后安静休息20分钟后再抽血化验。

肾功能检查前最好不要吃饭，不要服用药物，避免剧烈运动。

68. 化疗间歇期恶心、呕吐怎么办？

化疗引起恶心、呕吐的机制尚未十分清楚，一般认为化疗药物通过影响胃肠黏膜上皮细胞或脑部控制呕吐的神经中枢而引起恶心呕吐。

（1）恶心、呕吐严重的患者，可遵医嘱服用止吐药，还需要注意休息并尽可能减少活动。

（2）饮食上宜给予清淡、易消化的食物，少食多餐，注意调整食物的色香味。

（3）避免吃过甜、过油腻、辛辣、气味难闻的食物。此外，食物不宜过热，可进冷食，以减轻气味。保持口腔清洁，增进食欲。已出现呕吐的患者要灵活掌握进食时间，改善进餐环境，鼓励患者与家人进餐。也可口含生姜片等，可起到辅助止吐功效。

（4）当患者有恶心感时，可多做深呼吸，分散注意力，如看电视节目、读书、听音乐、与家人聊天等，同时保持室内空气清新无异味。

（5）穴位埋豆、按摩：内关穴有宽胸、利气、降逆、止呕作用，足三里为阳明胃肠合穴，以豆籽贴于内关、足三里穴，通过按摩刺激穴位，可达到减轻胃肠道反应，增强机体抵抗力，同时转移注意力的目的。此方法应在有经验的中医指导下完成。

69. 患者呕吐时应该注意什么？

严重的呕吐不但可致患者食欲不振，水、电解质酸碱平衡失调，免疫力降低，而且可造成患者精神极度紧张、焦虑，甚至因为严重的恶心、呕吐，有20%的患者需推迟化疗，30%的患者拒绝进一步接受化疗，影响化疗效果。卧床时出现呕吐，应侧卧防呕吐物误吸入气管，呕吐后漱口，并注意呕吐的量及性质，必要时留少量呕吐物检查。呕吐后，注意口腔卫生，多次呕吐会造成口腔恶臭，患者需要正确清洁口腔。发生严重的呕吐时应及时去医院就诊。

70. 化疗后出现皮肤干燥的现象如何护理？

皮肤干燥也属于化疗药的不良反应之一，可从以下几方面护理：

（1）保证足够饮水量：每天至少应喝 6 大杯白开水，即 1500 毫升左右。多喝水不仅保持皮肤湿润，还能帮助体内代谢产物及毒物的排出、净化血液、防止便秘。

（2）环境保湿：避免日光暴晒，避免过度风吹、避免环境干燥、避免寒冷刺激、避免过度烫洗及皮肤摩擦。

（3）皮肤干燥者应注意洗浴时间不要过长（<15 分钟，以淋浴较好），水不要过热（32~35℃）；全身和面部每天应用保湿润肤剂，尤其洗浴后立即用；使用温和的清洗剂（如脂质丰富的洁面皂）；禁忌一次使用过多化妆品，不用果酸类护肤，不用含香料及过酸过碱的护肤品；避免刺激。衣物以棉质为主，避免羊毛和刺激性的合成材料，避免屋尘螨、粉尘螨等。

71. 化疗后出现皮肤色素沉着能恢复吗？

皮肤色素沉着是化疗药皮肤毒性反应的表现之一。广泛性的皮肤色素沉着可见于应用环磷酰胺、氟尿嘧啶、羟基脲或甲氨蝶呤者，其中5-氟尿嘧啶可引起全身性皮肤色素加重和注药血管外皮肤色素明显加重或红斑，甲氨蝶呤和博来霉素可引起甲床色素沉着和指甲变形。随着化疗疗程的结束，像这样的不良反应都能慢慢消失。

72. 为什么化疗后总觉得身体没有力气？应该怎么办？

绝大部分化疗患者会觉得身体没有力气，这种现象在医学上被称为癌因性疲乏。它是癌症患者最常见的主观症状之一，是与癌症或癌症治疗有关的，影响正常功能的、不正常的、持续的、主观的疲劳疲倦感觉，极大地影响患者的康复及生活质量。患者在化疗前、中、后均存在一定程度的疲乏感，化疗前以轻度疲乏为主，化疗中以中度疲乏为主，且高度疲乏患者增多，化疗后高度疲乏患者有所下降，仍较化疗前高。研究表明，有氧运动可以很好地控制患者的疲乏症状。居家有氧运动的运动强度为中等强度，即运动时心率达到最大心率的 55% ~ 65%（最大心率为220-年龄），运动形式为步行、跑步、游泳、跳健身操、爬楼梯

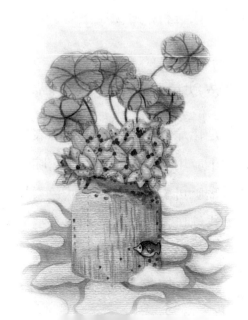

或骑自行车等，建议结合患者的身体情况选择，运动时间为每次20~30分钟，在此期间心率应达到运动处方的要求，运动频率为每周3~5次。

73. 为什么化疗后会出现脱发？

化疗后脱发是化疗常见的不良反应之一，目前认为引起化疗后脱发的机制主要是由于抗癌药物缺乏理想的指向性，在杀灭癌细胞的同时对增殖旺盛的细胞如毛囊细胞具有一定的影响，即化疗药物可诱导毛囊细胞凋亡，使生长期毛囊提前进入退行期，从而引起脱发。一般情况下，脱发常在用药后1~2周发生，2个月内最为严重，化疗后脱发为可逆性，通常在停止化疗后1~3个月毛发开始再生。有时重新长出的头发会比原有头发更黑或发生卷曲等变化。并非所有的化疗药物都会引起脱发，脱发程度也不完全一样。

74. 脱发了怎么办？

化疗后引起的脱发现象十分常见。大部分患者在接受了第1次化疗后，就会伴随着脱发。当患者早上起床或者不经意的抚摸头发时，可能就会发现头发大把脱落。亲眼看到大量的脱发给患者以及家属的心理带来了不良的影响，同时大量脱发也影响了患者自身的清洁和舒适。这时，有些患者会选择在头发未脱光之前先将头发全部剃光，但有的患者在心理上还是无法接受自己的头

35

发在不久的将来将完全落光的事实。对于这样的患者，建议可以选择佩戴柔软的棉质圆帽，它可以帮助患者收集大部分的脱发，这对于提高患者自身的清洁和舒适是非常有帮助的。

75. 为什么化疗后会出现便秘，排便困难？

便秘是指排便次数减少，每 2~3 天或更长时间 1 次，无规律性，大便干结，常伴排便困难。

化疗药物大多对消化道有毒性作用，主要表现为恶心呕吐、腹泻、便秘、腹痛，其产生原因为大剂量化疗药物对消化道黏膜的直接刺激作用，对中枢化学感受器的作用和对自主神经系统的作用等。

大剂量化疗或应用毒性强的化疗药物，患者大多出现恶心呕吐等消化道反应，临床上常使用枢复宁（昂丹司琼）、格拉司琼、灭吐灵（甲氧氯普胺）等止吐药对症治疗，其中枢复宁与格拉司琼是通过拮抗中枢化学感受区及外周迷走神经末梢的 5-HT$_3$ 受体来抑制恶心、呕吐，但也有便秘的不良反应。灭吐灵是胃肠推动药，也有产生便秘的副作用。

化疗患者由于体质虚弱，活动减少，进食减少，因此肠管缺乏机械性的刺激而产生便秘。

76. 如何缓解化疗后便秘？

（1）适当运动：在病情允许的情况下，可离床活动，如果身体状况许可，应尽可能做一些力所能及的家务事，力争生活自理。这样不仅可增加胃肠道的蠕动，也可调节心情，分散紧张的情绪，改善生活的气氛。

（2）按摩腹部也可帮助排便，方法为每天起床及睡前平卧，从腹部至下腹部按顺时针方向进行按摩30次，刺激穴位以调整脾胃功能，促进阴阳平衡，增加胃肠蠕动有利排便，达到良好的健康状态。指导患者定时排便锻炼。嘱患者每日早餐后排便，即使无便意也应定时蹲便，以养成定时排便的习惯，反复多次，在模拟排便过程中，应将双手压在腹部，做咳嗽动作，以增加腹压，促进排便；同时应集中精力，不要阅读报纸或做其他事情，养成良好的排便习惯。

（3）饮食指导：指导患者进清淡易消化饮食，少食多餐，同时增加食物花样，以增进食欲。多食用富含维生素A、维生素C、维生素E的新鲜蔬菜、水果及含有粗纤维的糙米、豆类等食物，以增加肠蠕动。适当进食有润肠通便作用的食物，如蜂蜜、芝麻、核桃等。鼓励多饮水，化疗患者饮水保证在每天2000～3000毫升以上，特别是每日清晨空腹饮凉水或温开水1杯。

77. 为什么化疗后输液的血管会疼痛，应该怎么办？

患者所发生的血管疼痛现象最常见的原因为化疗性静脉炎，它是化疗常见并发症，输注化疗药物局部静脉炎的发生率为50%～80%。化疗性静脉炎临床表现为沿穿刺静脉走向出现红肿和疼痛，局部红肿淤斑、静脉色素沉着呈条索，严重时可发生静脉血栓。

常用办法：化疗前外敷新鲜马铃薯（土豆）片或新鲜芦荟可降低静脉炎发生率和减轻静脉炎的程度。将芝麻油与如意金黄散调成糊状，均匀摊在保鲜膜上，于化疗药输入前 30 分钟时外敷，持续敷 24 小时，能明显减少化疗性静脉炎的发生，并降低化疗性静脉炎的程度。

喜疗妥霜剂能有效地控制静脉炎病症，改善患处之血液循环，吸收渗液，治愈水肿。在静脉穿刺成功后，将喜疗妥霜剂沿血管走向均匀涂抹长约 15 厘米，此法可有效降低化疗性静脉炎的发生。

78. 化疗出现指端麻木时，应该如何护理?

当患者出现指端麻木时，应加强自我保护意识，防止受伤。四肢轻度感觉异常的患者应经常保持四肢清洁，可戴手套、穿袜

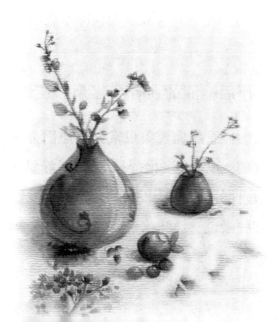

子保护，选择大小、松紧度合适的鞋子；感觉异常严重者，要避免受压和冷热刺激，防止烫伤和冻伤，避免皮肤受损，尤其是手指、脚趾。做家务，如清洗衣物时要用温水，最好戴手套；不要用无感觉的部位直接接触危险的物体，如运转的机器、搬运重物；烧水煮饭、吸烟时防止烫伤无感觉区。腱反射消失、肌肉痉挛、肌力下降的患者要避免上下楼梯，房间内禁放锐器，较硬且有棱角处用棉垫包裹，减少碰撞；独自活动时可用拐杖，必要时专人护理，防止意外发生。指导患者对感觉异常部位多加按摩，在肢体允许范围内进行主动及被动活动，以保持和增加关节活动度，防止肌肉挛缩变形，并保持肌肉的生理长度和肌张力，改善局部循环，促进神经再生，早日康复。

79. 在化疗间歇期如何安排日常活动为宜？

患者可以做一些适宜的体育锻炼，锻炼计划一定要根据自身的具体情况，考虑患者的体力和承受力，应适量、适度、循序渐进。对于卧床的患者，可以做被动锻炼，如推拿按摩、四肢的伸缩和抬高运动、躯体翻转、呼吸运动等。能下床的患者可进行散步、慢跑、气功、太极拳锻炼等。体育锻炼可以降低焦虑、抑郁的情绪，改善心情，提高机体免疫功能，增强体质，有利于化疗药的按期应用。

80. 化疗期间需要控制体重的增长吗？应该如何控制？

化疗期间，患者体重维持在正常水平即可。体质指数 39

（BMI）正常值在 18.5~23.9，这是用体重（公斤数）除以身高米数的平方得出的数字。例如一个身高 1.6 米、体重 60 公斤（千克）的患者，她的 BMI 就是 60／（1.6×1.6）＝ 23.4，这个体质指数还在正常值范围里。对于化疗的患者来说，饮食需多样化，营养须搭配得当，多补充多种维生素与水果。"三高一多"，即高热量、高蛋白质、高纤维、多饮水。摄入高热量食物，可保证机体的基本生理需要，将体重维持在正常水平；摄入高蛋白食物可保证皮肤、毛发等在遭受化疗损伤后的修复。营养学家认为，在化疗期间患者所需要的蛋白质应比一般情况下增加 50%，所需要的热量增加 20%，所需要的水应增加 50%。

81. 体重为什么在治疗过程中会增长较快？

在化疗期间，很多患者都发现自己的体重增长比较明显，这主要是因为：

（1）家属和单位照顾，患者的工作劳动强度明显减低，运动量减少。

（2）家属的重视，饮食条件得到很大的改善，机体功能慢慢恢复，短时间内营养充足，从而出现体重增加过快。

（3）也有可能是长期使用地塞米松（激素类药物）的副作用：向心性肥胖。

但是这些都是在特殊时期患者所经历的一些变化，相信随着治疗的结束，患者的体力活动也逐渐地增加，日常生活也步入正轨，体重也会得到合理的控制。

82. 体重为什么在治疗过程中会出现迅速减轻？

有部分肿瘤患者在治疗的过程中可能会出现体重下降的情况，患者体重下降可能和以下因素有关：

（1）肿瘤本身对机体造成的直接影响，患者常合并厌食、味觉异常、恶心、呕吐、消化道吸收功能障碍，甚至梗阻，导致营养物质摄入量明显减少。

（2）化疗可造成患者摄入减少和消化道吸收能力下降，并影响合成代谢，而消化道的并发症又加重患者的营养不良。

（3）肿瘤患者的压抑、焦虑等情绪也会影响食欲和进食过程。

83. 为什么在化疗间歇期睡眠会出现多梦、入睡难、易醒、失眠等症状？

随着化疗疗程的增加，化疗不良反应相继出现且症状明显。化疗患者经历的症状数目多，症状困扰发生率高、严重程度高、身体的不舒适加重睡眠障碍。身体上的不舒适加重焦虑、抑郁程度，从而影响睡眠质量。患者可从以下几方面改善睡眠质量：

（1）避免饮酒和喝含咖啡因的饮品，以及吸烟，尤其在傍晚以后。

（2）在睡前 2 小时内，不能进食难以消化的食物。如有饥饿感可进食 1 杯麦片。也可进食牛奶，因牛奶含有色氨酸，有帮助睡眠的作用。

（3）晚饭后，不可大量饮水，以减少夜尿。

（4）下午 5 点以后，不参与过度兴奋和活跃的活动。

（5）床只能用来睡觉，如果只是休息和放松，可以坐在椅子上。

（6）卧室的环境要有利于睡眠，如适宜的温度、光线和声音。

（7）就寝后，放松思想，可以想一些愉快的事情以促进睡眠。

（8）每天在同一时间起床，周末也不例外。

（9）保持规律的体育锻炼，但是睡前不可进行大强度运动。

84. 什么是 PICC 导管?

PICC 导管是指经外周静脉置入的中心静脉导管。它是由外

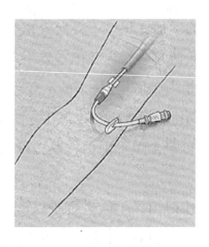

周静脉（贵要静脉、肘正中静脉、头静脉）穿刺插管，其尖端位于上腔静脉的导管。该导管留置时间可长达1年，能为患者提供中期至长期的静脉输液治疗，能满足肿瘤患者常规化疗多个疗程的需要，同时也可满足手术后患者需要大量补液的需求。

85. 携带 PICC 导管可以做家务或进行体育锻炼吗？

携带 PICC 导管的患者是可以从事一般性的日常工作、家务劳动和体育锻炼，如吃饭、洗漱、如厕、上网等。但要避免使用该侧手臂提过重的物体（建议负重不超过2千克，一般相当于一个热水瓶的重量），不用这一侧手臂作引体向上、抱小孩、托举哑铃、打球等负重、反复屈伸、举高及手臂大幅度运动的锻炼，以防导管移位。

86. 携带 PICC 侧的肢体活动应注意些什么？

患者置管侧上肢24小时内手臂不能过度用力，以避免穿刺点出血，但应做适当手腕、手指活动运动，如握拳活动，以促进血液循环。若静脉条件较差或反复穿刺调节者，可在穿刺点上10厘米处湿热敷，每天3~4次，每次20~30分钟，还可用喜疗妥沿静脉走向涂抹，以促进热敷效果，减少机械性静脉炎的发生。48小时后患者可以从事一般日常工作，如擦桌扫地、洗碗、洗菜等，但活动幅度应控制，置管侧手臂不宜做肩关节大幅度甩手运动、不宜游泳、不宜打乒乓球和打网球、不宜做引体向上和托举哑铃等持重锻炼，避免置管手臂重体力活。如平时喜欢打牌的患者，要留意穿刺侧的导管是否有折损、折痕。

87. PICC 导管会断吗？如果在家断了怎么办？

目前使用的 PICC 导管多为医用高等级硅胶材料，其质地柔软，在日常生活中要避免用剪刀等锋利的物品去触碰导管，避免牵拉导管，置导管侧手臂避免剧烈活动，在日常生活中，导管不会断裂。如果因为特殊原因，导管发生断裂，且断在身体外面，体外导管应妥善固定，千万不要使断端滑进身体里，注意不要让空气进入导管里，用夹子封闭好导管立即就医。如果断的导管已经进入体内，千万不要剧烈运动，上臂处用止血带或橡皮带扎紧，避免导管越滑越深进入心脏，同时迅速就医。但患者及家属要注意，扎止血带或橡皮带时不宜过紧，时间不宜过长，应以能摸到远心端（手指端）的脉搏搏动为宜。

88. 携带 PICC 导管可以洗澡或游泳吗？

携带 PICC 导管的患者可以洗澡，但不可以游泳。洗澡时注意不要将敷料弄湿。沐浴的选择时间，可以在换药维护前，因一旦敷贴潮湿刚好可以进行更换，禁止盆浴、泡浴。淋浴前可以使用保鲜膜将导管包裹严密（至少穿刺点上下各 10 厘米），上下用胶布贴紧。冬日洗澡时间较长，水汽较多，可以先包裹清洁干燥毛巾再裹保鲜膜。淋浴后检查敷料有无浸湿，如有浸湿应尽快更换敷料。

89. PICC 导管日常应怎样维护？

PICC 置管术后应该 24 小时换药 1 次。如果应用透明敷料每 7 天换药 1 次。如果应用纱布类敷料应每 2 天换药 1 次。换药可以避免感染的发生，建议患者去正规医院请专业护士换药，不建议患者在家由家属操作。日常患者需注意保持导管周围的清洁干燥，当发现贴膜有卷曲、松脱、贴膜下有汗液、穿刺点出血、红肿等时，即使未到换药时间也应及时去医院换药。正压接头每 7 天更换、同时冲洗导管，避免发生导管堵塞。

90. 不小心将水弄到 PICC 贴膜上怎么办？

一般患者应用的是透明膜，有一定的防水作用。如果仅仅是把少量水弄到膜表面，而水未进入膜内与皮肤、穿刺点、膜下导管接触，尽快把水擦干即可。如果应用的是无纺布类或纱布类不防水贴膜，水浸湿贴膜，或水进入透明膜内，则需尽快就医换药。

91. 平时应如何防止导管移动？

平时要注意保持导管贴膜固定良好，如有问题及时换药，条件许可的情况下可以选择思乐扣等固定辅助产品。还要注意避免牵拉导管，避免置管侧肢体激烈活动等。但由于手臂的活动，固定好的导管置入身体的长度有时也会有稍微变化，患者就会发现导管外露的长度好像和刚开始不太一样，如果变化的长度不大，一般没有问题，患者可以等下次换药时携带上 PICC 手册（里面记录患者的置管信息），换药护士阅读完手册后，就能判断导管是进入或是脱出身体的长度，然后做相应处理。

92. PICC 导管脱出，怎么办？

PICC 导管脱出包括以下两种情况：①PICC 导管未完全脱出：PICC 导管脱出后，禁止将其脱出部分再次送入静脉内，患者应固定好导管后立即就医，如果体内存留部分大于 35 厘米，可以做胸部 X 线检查确认导管末端位置后由专业护理人员判断是否可继续使用，如果小于 30 厘米就需拔除或按照外周

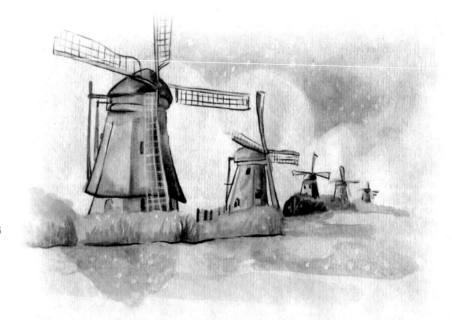

静脉输液处理；②PICC 导管完全脱出：按压住穿刺点防止出血，携带脱出的 PICC 导管就医，请医护人员判断 PICC 导管是否完整。

93. PICC 导管可应用多长时间？

在没有其他并发症发生的情况下，PICC 导管可以留置 1 年的时间。如果发生并发症，医护人员建议拔管或虽未到 1 年时间，但患者所有治疗已结束，均应拔管。

94. 可以在 PICC 导管侧的手臂测血压吗？

为了避免不必要的损伤，一般情况下，不建议在置入 PICC 侧的手臂测量血压，以免因为压力过大而损伤导管或造成导管堵塞。但如果您选用的是袖带和仪表都在腕部的电子血压计，是可以在置入 PICC 侧的手臂进行血压测量的。

95. 携带 PICC 导管影响做 CT 及 MRI 吗？

携带 PICC 导管不影响做 CT、MRI。但是如果患者使用的 PICC 导管不是耐高压管路（可查询置管手册），便不能用于高压注射泵推注造影剂，否则导管会因不能耐受高压而导致损伤或破裂 。

96. 为什么置入 PICC 后会出现置管侧上臂肿痛？

上臂肿痛可能有两个原因：①静脉炎：其中以机械性静脉炎最常见。常发生于置管后 1 周内，发生率为 21.6%～31.7%，主要由于导管与血管发生摩擦，血管内膜发生磨损，而导致机械性静脉炎。患者置管侧肢体肩部有不适感，上臂肿胀伴红肿，皮温较高，沿导管可有压痛。处理方法：抬高患肢，促进静脉回流，缓解症状，避免剧烈活动，可做手腕、手指运动来促进血液循环，如握拳活动；肿胀部位给以热敷每次 30 分钟，每天数次，热敷后肿胀部位使用如意金黄散、扶他林、喜疗妥等药物外敷。②血栓形成：可以通过 B 超来确认是否发生血栓。如发生血栓，也不可急于拔管，以免血栓脱落。患者应卧床休息，抬高患肢超过心脏水平，局部热敷，避免血栓侧肢体用力及大幅度活动。遵医嘱使用抗凝剂或溶栓剂，如低分子肝素。

97. 为什么出现置管侧手臂肿胀，但没有疼痛感？

轻微的肿胀可能是由于血液回流不好引起，平时不要穿着衣袖过紧的衣服，置管侧要适当抬高手臂，睡眠时可将置管的手臂适当抬高，避免长时间压迫置管侧肢体，输液期间可做握拳运动，以增加静脉回流速度。患者还可以测量肘横纹上 10 厘米处上臂围，如果在体重没增长的前提下，臂围增粗了 2 厘米，则需要警惕是否有血栓形成，请尽快就诊。医生可以通过 B 超确认是否发生血栓。如发生血栓，不要急于拔管，以免血栓脱落。

98. PICC 置入后，穿刺点出血怎么办？

患者一般置完管后会被要求按压穿刺点 30 分钟，置管 24 小时内避免置管侧肢体大幅度活动，来预防出血，但有部分患者置管 7 天内（尤其是 24 小时内），穿刺点仍然会有渗血。如渗血量很少的话，不需要特殊处理，如渗血量较多，则需要换药，换药时可以在穿刺点上垫无菌纱球来压迫止血。如果反复多次，且出血量较大，需要查血小板计数及凝血功能，来确认患者的凝血机制是否正常。

99. 携带 PICC 后如何穿衣更方便？

携带 PICC 管路后，患者会觉得穿脱衣服均不方便，总担心

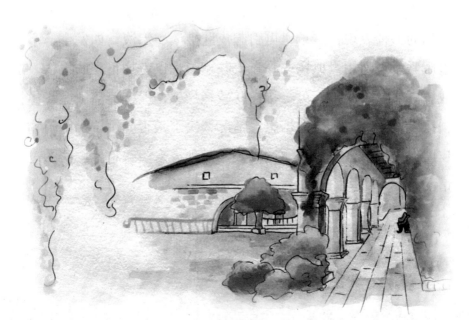

刮蹭。此时，患者应选择衣袖不要过紧的衣服，穿脱衣服动作要轻巧，先穿带管侧，脱衣时则先脱非置管侧。为减少导管对穿脱衣袖的影响，可用丝袜或网套剪成 20 厘米长的一段做成袖套套住导管。夏天需要穿短袖衣服时，可以用漂亮、透气的丝巾缠绕装饰 PICC，既保护 PICC 又增加美感。

100. 为什么 PICC 导管的穿刺点处有个黑色的小硬痂？

患者置入 PICC 后发现穿刺点处有黑色的硬痂，这可能是堆积在穿刺点的代谢的皮肤，可以不用过分担心。如果穿刺点出现红、肿、局部发热、按压有疼痛感，或是穿刺点有流液、流脓等现象，应尽快去医院就医。

101. PICC 贴膜处的皮肤特别痒还有红疹怎么办？

当患者出现 PICC 贴膜处皮肤发痒、起红疹，可能是因为 PICC 置管、长期贴膜而致的过敏性皮炎，皮肤过敏反应是皮肤损伤的一种表现，严重时可引起皮肤破溃、渗液。如发生，不必过于紧张，勿用力抓挠或私自去除贴膜，以免加重皮肤损伤，造成感染或导管脱出。可轻抚皮肤减轻痒感，保持清洁干燥，尽快去医院就医，护士会根据患者情况，决定是否应用抗过敏药物或皮肤保护剂等，并可以通过更换贴膜种类来缓解患者皮肤的过敏情况。

102. 携带 PICC 管路体温超过 38.5℃，是感染了吗？

患者突然出现不明原因的发热、寒战，又查不出其他的原因，应考虑导管血行感染，应尽快就医，由医生判断是否需要拔除该管路。

103. 怎么配合拔除 PICC？

拔除 PICC 的过程很短，在这个过程中，患者应处于较舒适的体位（卧位或坐位），放松，插管的上肢从躯干部向外展 45°～90°。护士会沿与皮肤平行的方向缓慢地将导管拔出。通常来说，这个过程患者没有任何的感觉，不会有任何痛觉。如果遇到导管拔出困难，护士会嘱患者休息一会，转动手臂或者热敷手臂，以缓解由于肌肉紧张造成的拔管困难。

104. 拔除 PICC 后，还需要注意什么？

拔除导管后，护士会检查导管的完整性，以确认导管是否已完全拔除。患者可按压穿刺点 15～20 分钟，以预防穿刺点出血，穿刺点处的无菌敷料患者可以于 24 小时后撕除。导管拔出 48 小时后，穿刺处可以接触水，但应注意避免用力揉搓。

105. PICC 管路可以多次置入吗？

　　一般来说，患者在原来的治疗中已经做过一次或者以上的 PICC 管路，再次治疗需要置入 PICC 时，仍然可以。但是再次置入是否能够成功，置管护士会根据患者的血管条件来确定。

106. 什么是输液港？

　　植入式输液港是一种可以完全植入体内的静脉输液器材，用于需要长期输液治疗的患者，可用于输注各种药物、补液、营养支持治疗、输血或成分血，同时也可用于血样采集。通过使用无损伤针穿刺输液港即可建立输液通道，减少反复静脉穿刺的痛苦和难度。同时，输液港可将各种药物通过导管直接输送到中心静脉处，依靠局部大流量、高流速的血液迅速稀释和播散药物，防

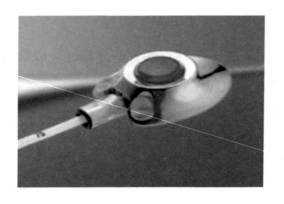

止刺激性药物，尤其是化疗药、营养支持类药物等对静脉的损伤。

107. 植入输液港有哪些受益？

（1）植入输液港是在无菌状态下进行的，减少了感染。

（2）患者长期输液，血管受损，容易导致漏夜、渗液，输液港减少了这些不良现象的发生，减少了患者输液带来的痛苦。

（3）体外没有导管，降低了意外脱管的可能性。

（4）患者可以随意洗澡、游泳。

（5）美观，外界不易察觉，生活不受任何影响，提高了患者的生活质量。

（6）患者治疗后返回家中，每月冲管 1 次，提高了患者及家属的便利性。

（7）如果患者长期输液，每 7 天只穿刺 1 次，减少患者痛苦。

（8）可长期使用，一个输液港可穿刺 2000 次，每次穿刺可以输液 7 天，可终生使用。

108. 植入输液港可能会出现哪些并发症？应该怎么办？

（1）伤口红肿：如果发现伤口处有红肿，请患者及时就医，遵医嘱每日伤口换药、引流，遵医嘱抗炎治疗。

（2）输液不畅：检查管路设备，让患者活动上臂和胸部，调整穿刺针，抽回血。生理盐水反复冲洗纤维蛋白鞘。如果导管堵塞时，遵医嘱使用尿激酶溶栓。

（3）皮下组织的灼烧感：立即停止输液，通知医生。

（4）颈部、手臂肿胀：立即就医，检查是否有血栓形成。

（5）导管脱落或断裂：立即就医，医生会将断裂的导管取出。

109. 植入输液港后应该如何维护？

输液港同其他中心静脉管路一样，为防止血块形成和导管堵塞，应该在每次使用后用肝素钠盐水冲管。如果患者1个月以上未行任何输液治疗，需每28天去医院冲管1次。因为输液港是完全植入体内的静脉输液器材，皮肤完好，无外置导管，所以它不用每周更换敷料。

110. 植入输液港后，任何有关输液的治疗都可以使用输液港吗？

输液港作为一种输液途径，可以满足任何输液治疗。可用于输注各种药物、补液、营养支持治疗、输血或成分血，同时也可用于血样采集（因为患者使用的不是抗高压泵）。所以除了加压给药外，其他药物都能使用输液港输注。

111. 植入输液港的过程疼吗？

医生植入输液港时，会为患者做局部麻醉，所以患者不必紧张，整个过程不会感到剧烈疼痛，可能会有一点点不适。

112. 植入输液港的当天可以洗澡吗？

植入输液港手术是在锁骨下胸壁处切一个 4~5 厘米的刀口，将输液港埋在皮下，所以在伤口愈合之前请不要洗澡，要保持伤口干燥、清洁，避免感染。10 天后，伤口愈合好拆完线便可以洗澡。

113. 植入输液港后，患者可以正常洗澡和游泳吗？

因输液港的装置是完全埋在皮下的，身体外部没有任何管

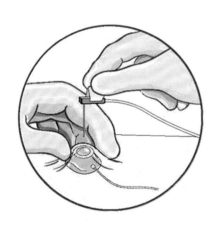

路，因此皮肤愈合良好后洗澡和游泳均不受限制，不会因为洗澡和游泳造成感染。但因避免剧烈运动。靠近植入侧的上肢不要运动过度。

114. 输液港使用的针是什么针？和普通的注射针有何不同？

输液港使用的是无损伤针，与普通注射针不同。无损伤针针尖的斜面不会切削注射座的穿刺隔膜，防止损伤隔膜造成漏液，延长输液港的使用寿命。

115. 植入输液港的患者还能做核磁或者 CT 检查吗？

输液港的材料是钛合金的，可以进行 MRI 和 CT 检查。但如果患者的输液港上连接有蝶翼无损伤针，应在拔除无损伤针后再做 MRI 或 CT 检查。

116. 植入输液港后，会影响日常生活吗？

输液港植入后，对患者的日常生活影响不大，患者可以做些简单的家务，如买菜、洗衣服、做饭、拖地等。但要避免剧烈运动和避免物体撞击输液港位置。靠近注射座侧的上肢不要运动过度，不要提超过 10 斤的重物。

117. 输液港自动从原来的锁骨下移到了腋窝下怎么办?

有时输液港的位置会发生轻微的变化,理论上叫移位现象。正常范围内的移位现象不会出现问题,输液港仍可以使用。如从胸壁移位到腋窝处,不用进行任何处理。但是,患者应该明确,是否需要进行特殊处理,应寻找专业的医务人员进行判断。

118. 回家后应该如何观察输液港处的伤口?

植入输液港的伤口一般为 4~5 厘米。患者首先应密切关注自己体温及伤口处皮肤温度;伤口处是否剧烈疼痛;是否有大量出血等其他不适,如有上述情况应及时就医。如果没有任何不适症状,待 10 天后到医院拆线即可,这期间不需要更换伤口敷料。

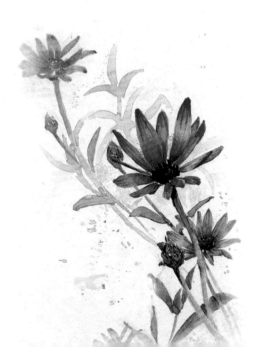

二、营养与饮食篇

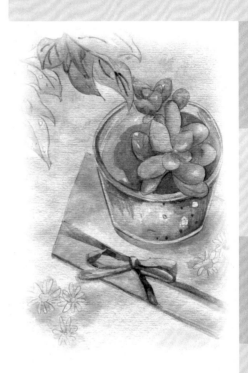

119. 肿瘤患者要忌口吗?

患者本身是否有基础疾病,如糖尿病要忌口、高血压要忌盐、过度肥胖要控制饮食等。对肿瘤本身不主张忌口,营养跟不上,饮食不平衡,会导致身体气血生发不够,导致身体更加衰弱。疾病的伤害、各种治疗副作用等,免疫力会下降,太过忌口,适得其反,不是不吃免疫力就能上去。患者主要忌口的是含蛋白质的食物,当然动物性食物因为是蛋白质的主要来源,应注意适量食用。除吃中药时应该遵医嘱忌口外,一般不宜过度忌口,以免影响营养的摄入。患者因病施膳:如放疗时应少吃羊肉等燥热食物,多补充水分;手术后摄入足够的营养促进伤口恢复。

120. 宫颈肿瘤患者营养调理?

宫颈肿瘤患者的饮食基本原则:①食物多样,谷类为主;②多吃蔬菜、水果和薯类;③每天吃奶类、豆类或豆类、奶类制品;④经常吃适量鱼、禽、蛋、瘦肉,少吃肥肉和荤油;⑤食量与体力活动要均衡,保持适宜体重;⑥吃清淡少盐的膳食;⑦少食多餐,进食易消化食物。以七条原则为基础,根据自己的情况,搭配饮食,调整摄入量,尽量保证每日膳食中以上种类齐全,以保证机体每日营养需要,提高抗病能力。

121. 营养好不好如何判断？

患者大概可以自行判断，一是看最近食量有没有减少；二是看体重。由于治疗或其他原因最近饮食量减少了，有的比原来少了1/3，有的减少了一半，出现这种情况的原因可能与治疗有关，影响了进食。这种情况患者要向主管医生说明或咨询临床营养师，求得他们的帮助，用改变饮食质地或增加口服营养剂补充改善营养状况，增强体质，顺利完成抗肿瘤的治疗。

体重也是反映营养好坏直观的指标（前提是没有水肿或水潴留）。体重下降，反映的是有一段时间你的饮食摄入不足了，不要等到体重下降了在重视自己的营养。从饮食开始减少就要重视。患者也可简单地用这个公式计算：身高-105＝得到的值，和你现在实际体重相比较，就能看出体重是不是达标，如身高160-105＝55（公斤），±10%都正常，也就是49.5~60.5公斤都算正常。也可用 BMI＝体重（公斤）÷身高（米）^{2}，正常18.5~23.9。简单自评后，大概能看出有没有营养不足。但为了更客观的判断是否存在营养不良风险，临床营养师要通过全面的营养评估，根据评估结果进行营养诊断。如果患者存在营养不足，会给患者进行营养指导并制定个体化的饮食及营养治疗方案。

122. 汤的营养价值高吗？

一般人的观念都会觉得汤比肉更有营养，据测试，汤里所含营养只占原料的 5%~10%，多为维生素、无机盐等成分，而大部分营养成分（尤其蛋白质）仍留在渣（肉）里。肿瘤患者需要的是肉中的蛋白质，并且大部分肿瘤患者的食量都有减少的情况发生，所以营养医生建议，要想多补充营养，应鼓励患者先吃肉再喝汤或汤和肉一起吃。

以鸡汤为例，鸡汤的营养价值并不高，鸡汤中的鸡肉比汤更容易消化吸收。溶到汤中的蛋白质也不到总数的 10%，也就是说，还有 90% 以上的蛋白质仍留在鸡肉中。鸡汤里的营养物质很有限，其中所含的营养物质是从鸡油、鸡皮、鸡肉、鸡骨内溶解出的少量水溶性的小分子蛋白质、脂肪和无机盐等。

123. 肿瘤患者能不能吃海产品？

肿瘤患者可以吃海产品，因为此类食物含有丰富的蛋白质，而肿瘤患者在各个治疗阶段非常需要蛋白质，它促进细胞组织修复，因此可以吃。海鲜最重要的是选择新鲜的，符合卫生安全的。

124. 动物蛋白和植物蛋白有什么区别，为什么要吃一些动物蛋白？

蛋白质的食物来源可分为植物性蛋白和动物性蛋白。其中，蛋、奶、肉、鱼等动物蛋白质以及大豆蛋白质的氨基酸组成与人体必需氨基酸需要量模式较接近，所含的必需氨基酸在体内的利用率较高，故称为优质蛋白质。而在植物蛋白质中，赖氨酸、蛋氨酸、苏氨酸和色氨酸含量相对较低，所以营养价值也相对较低。动物蛋白为优质蛋白，利用率高，如果对动物蛋白不耐受，可以食用大豆蛋白或者使用动物蛋白肽或氨基酸。

125. 大手术后患者需要吃补品吗?

虽然市面上的补品五花八门，其实不外乎是添加或强化了某些营养素，功能性的成分多。在康复阶段，患者虽然需要功能营养素，但更需要基础营养素，再好的补品，如果没有基础营养素，患者一样不能很好地康复。合理营养，平衡膳食，有利增加机体免疫功能，助力免疫力，使患者机体更好地康复。首先每日的饮食摄入应包括富含优质蛋白质的鸡、鸭、鱼、

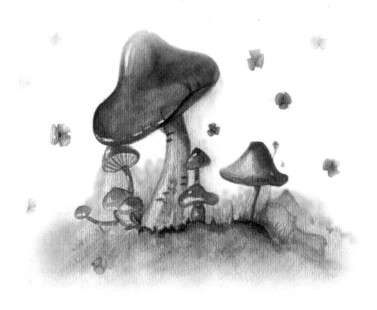

肉、蛋、奶、豆类等；能量主要来源的五谷杂粮，做到粗细粮搭配好；适量的油脂类，以利于脂溶性维生素的摄入等；还要有新鲜的蔬菜和水果，使机体摄入丰富的维生素、矿物质及抗氧化的物质。做到合理的饮食及调理，再加上有功能的营养补品，会给患者康复带来一个锦上添花的效果（具体补品如何添加，请咨询营养师）。

126. 牛奶促进肿瘤生长吗？

牛奶不会促进肿瘤的生长。目前没有研究显示牛奶会促进肿瘤的生长，相反，牛奶营养丰富，其含有多种能增强人体抗病能力的免疫球蛋白抗体，具有防癌作用。此外，牛奶中所含的维生素 A、维生素 B_2 等对胃癌和结肠癌有一定的预防作用。《中国居民膳食指南》推荐每日饮奶量为 300 毫升，肿瘤患者饮用牛奶可补充蛋白质。

127. 牛羊鸡肉鸡蛋是发物吗？

民间所谓发物的说法，其实并无确切科学依据。因此，牛羊鸡肉、鸡蛋等食物并不是发物。动物性食物因为是蛋白主要来源，应注意适量食用。这类食物含有丰富的优质蛋白质，而肿瘤患者在治疗期间非常需要蛋白质，促进细胞组织修复，所以肿瘤患者需要吃这些食物。选择新鲜、卫生安全的食材能帮助患者恢复。

128. 喝酸奶好还是喝鲜牛奶好？

酸奶和鲜牛奶的营养价值都很高。酸奶是由优质的牛奶经过乳酸菌发酵而成的，经发酵牛奶中的乳糖、蛋白质被分解成小分子（如半乳糖），使蛋白结成细微的乳块，更容易被消化吸收。另外，酸奶中含有的乳酸菌有助于肠道内物质的消化吸收、增强机体免疫力。

129. 加强营养会促进肿瘤生长吗？

在许多指南里面都说明，没有证据表明营养支持促进肿瘤生长，那么相反营养支持的目的是什么？营养支持不是治疗肿瘤本身，而是为了改善患者的营养状况，提高患者免疫功能。给予患者营养支持，营养状况改善后便于我们采取许多抗肿瘤治疗的手段。使患者生存期延长。

因此出于对营养支持会促进肿瘤生长的担心而放弃营养治疗，是没有依据的。如果患者存在需要使用营养治疗的临床指征，仍应采取营养支持治疗。

130. 保健品能吃吗？

保健品对肿瘤患者有一定的好处，但不能将这种作用无限夸大。肿瘤患者首先应该进行正规系统的治疗如手术、放化疗、中药、营养支持，这些正规治疗是保健品所无法替代的。肿瘤患者在选择保健品时，首先要想到保健品不是治疗药，同时要仔细阅读说明书，了解主要功效对症选购。还要注意是否有保健品标志、批号、厂名等。

131. 每天补充一粒鱼油可以吗？

可以，鱼油中含有 ω-3 脂肪酸，它是一种多不饱和脂肪酸，这种物质人体无法自己合成，需要饮食摄入。腹部大手术患者最好接受 5~7 天含免疫调节物质 ω-3 脂肪酸的肠内营养。当患者出现进行性、非自主体重下降时，补充 ω-3 脂肪酸可有助于稳定体重，还有证据认为可减轻化疗不良反应。

132. 冬虫夏草、灵芝孢子粉能吃吗？

冬虫夏草和灵芝孢子粉多见于传统医药学典籍记载，此类中医药保健品在我国有悠久的使用历史，广泛应用于各种疾病的治疗中。虽然如此，他们却没有纳入肿瘤营养治疗方法，患者并不能依靠服用冬虫夏草和灵芝孢子粉来代替营养治疗。冬虫夏草、灵芝孢子粉

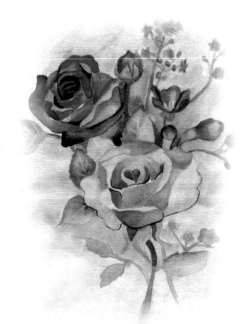

等保健品中缺乏大量的糖类、蛋白质、脂类等主要基础营养元素，因此无法提供充足的能量供给机体以完成人体代谢需要。这类保健品应在正规医院医生的指导下服用。

133. 有没有必要每天吃海参？

海参是珍贵的食品，也是名贵的药材。有滋阴血、润内燥之功效。现代研究表明，海参具有提高记忆力、预防动脉硬化、糖尿病以及抗肿瘤作用。患者可根据经济条件和体质选择。一周吃3~4次也行。

134. 无鳞鱼能不能吃？

无鳞鱼同其他鱼类一样可以吃，都富含优质蛋白质，营养价值很高。不少无鳞鱼的脂肪含量较一般鱼类高，含有 ω-3 脂肪酸，这种脂肪主要是多不饱和脂肪，对减少心血管病的发生有益并有一定的抗癌效应，是人体所必需的营养物质。患者担心无鳞鱼是发物，就拿带鱼来说，在中医书里说它补五脏、祛风杀虫、和中开胃、暖胃、补虚、泽肤等，是患者可以选择的食物并适量食用。

无鳞鱼：指身上没有鱼鳞的鱼。常见的无鳞鱼有鲇鱼、鳝鱼、泥鳅和鳗鱼等。

135. 泡菜、酸菜能吃吗？

当年腌好的酸菜可以调剂口味吃，每周可吃 1~2 次。泡菜经过发酵后含有乳酸菌，对身体是有益的，可以吃。但食物要多样化，每天吃新鲜的蔬菜为好。

136. 治疗期间为增加食欲可否吃辣椒？

辣椒作为蔬菜和食品调料，在我国具有悠久的食用历史。研究表明：辣椒具有增加食欲、振奋精神、促进血液循环、强胃健脾等功效，辣椒中含有的辣椒素还具有镇痛作用，但过多食用会刺激肠壁，引起腹部不适。因此，如能增加食欲，对胃刺激不大，感受良好的话，可以适量吃。建议吃新鲜的辣椒并在烹调时加一些偏凉或寒的食物以中和食物的性味，如苦瓜、黄瓜等。

137. 蔬菜、水果每天吃多少？

按照我国居民膳食指南中显示：水果类每天 200~400 克；蔬菜类每天 300~500 克。蔬菜中尤以颜色深的绿色、橙色菜的营养丰富，每天最好选用五种以上的蔬菜，总量为 300~500 克。

138. 吃蔬菜、水果不足量怎么办？

蔬菜富含维生素、矿物质、膳食纤维及抗氧化的作用，可以形容为"抗癌尖兵"每天要有一定量的蔬果，对患者是有益处的。肿瘤患者在各种治疗中，尤其是放化疗中会造成食欲不振，吞咽困难等副作用，造成蔬菜水果摄入量不足。这时可以把蔬果打成汁来补充。如果确实摄入困难吃不下，可以用复合维生素矿物质片剂以及膳食纤维来补充。

139. 水果和蔬菜能否互相替代？

水果和蔬菜不能互相替代，蔬菜特别是深色蔬菜的维生素、矿物质、膳食纤维等含量高于水果，水果的碳水化合物、有机酸和芳香物质比蔬菜多。

古代养生理论提出的"五菜为充，五果为助"，可见祖辈们早就知道蔬菜和水果的营养价值是不能互相替代的。

140. 蔬菜生吃好还是熟吃好？

蔬菜生吃熟吃各有利弊，需要根据蔬菜种类进行分类。如蔬菜中所含的维生素 C 及一些生理活性物质，就很容易在烹调中收到破坏。生吃一些西红柿、洋葱、黄瓜等可以最大限度地获得好处。不能生吃的蔬菜，如颜色呈绿或橙黄的蔬菜含有丰富的胡萝卜素、叶黄素、番茄红素等，最好能熟吃。这样机体能够充分地利用和吸收。能吃的生菜就生吃，不能吃的生菜，不要炒得太熟，尽量减少营养的损失。

141. 睡眠不好饮食如何调理？

肿瘤患者失眠很常见，由各种因素造成，常伴随尿频、恶心、呕吐、疼痛及夜间盗汗。饮食上调理下：睡前饮用温暖的不含咖啡因饮料或喝 1 杯牛奶加糕点或饼干。如果饮食调理欠佳，向医生或营养医师咨询有助于睡眠的药物。

142. 手术后还要进行放化疗，什么时间开始调理营养？

患者术后随时进行营养补充。通常手术后开始经口进食到下次放、化治疗时间大约有 20 天（因人而异），所以在宝贵的 3 周时间里，营养调理尤为重要，放化疗期间好的营养储备对治疗的连续性和副作用的耐受性都会强于营养不足的患者。这段时间也是进行食疗的好时机，可根据患者的体质进行进补，能够较快地达到机体营养目标的需要量。可咨询营养师来制定个体化的营养治疗方案。

143. 如何协调饮食与化疗的时间，以减少副作用？

化疗用药当天，将早餐提前、晚餐推后，拉开反应时间，可避免或减轻发生恶心、呕吐等消化道反应。另外，化疗期间要采取早餐进食清淡的食物，量取平时的一半，1~2 小时后进行静脉化疗，可有效减轻化疗所致的消化道症状。如果恶心、呕吐、食欲差等反应较重可请医生开些对症的药物。

144. 化疗期间的饮食如何调理？

（1）化疗前和两次化疗间期阶段

患者表现特点：食欲基本正常，消化、吸收正常，无发热。该期间是患者补充营养的最佳时期——不存在化疗反应，饮食正常。良好的营养可以增强免疫力，提高化疗的抗不良反应能力。从饮食安排上基本以普食为主。

原则：高热量、高蛋白、高维生素；高铁（缺铁性贫血）、适量脂肪；三餐为主，适当加餐。

要求：饮食热量必须充足能维持体重或增加体重，蛋白质应高于普通正常人，且 1/2 应来源于优质蛋白（肉、禽、蛋、奶）；应多食用含铁、叶酸、维生素 C 高的食物如动物肝脏、瘦肉类、肾脏、蛋及酵母和绿叶蔬菜、香蕉、柑、橘、橙、柚、猕猴桃、鲜枣、刺梨等；膳食以清淡为主，少食油类和脂肪高的食物，避免煎炸食物；多食蔬菜、水果（蔬菜 500 克左右，水果 200~400 克）。

（2）化疗初始阶段

患者表现特点：有可能出现食欲不振、口腔溃疡、胃部灼热、轻微腹痛腹泻等。虽然开始出现化疗不良反应，但患者仍可以进食，应尽可能补充营养。饮食可采用半流食。

（3）化疗反应极期阶段

患者表现特点：出现严重不良反应，恶心、呕吐加重，口腔、消化道溃疡严重，腹痛、腹泻严重，甚至出现发热。已无法正常进食，甚至出现进食抵抗。营养维持阶段，仅提供少量热量及营养，作用为保护胃肠道功能，如反应时间超过 3 天，应接受胃肠外营养支持。饮食安排上采用流食，可随意饮食。

145. 化疗期间需注意补充哪些维生素和矿物质？

化疗患者饮食需多样化，营养需搭配得当，多补充多种维生素与水果。化疗会造成叶酸的缺乏，多摄入含叶酸多的食物如动物肝、蛋、绿叶蔬菜、柑橘、香蕉等；化疗可致神经损伤，引起的症状有腿脚疼痛以及肌肉无力、发痒、失去知觉等。治疗方法包括补充维生素 E、B 族维生素和谷氨酰胺；锌、钙和镁。化疗

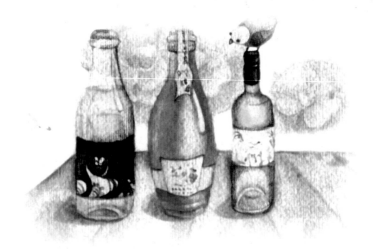

引起的具体症状需根据医生的建议补充多维片。

146. 对化疗药物引起的不良反应，在饮食上有哪些对策？

（1）肢体麻木：除咨询医生用一些营养神经的药物——B族维生素补充外，在饮食调理上应增加维持和保护神经系统作用的食物，如动物肝脏、牛肉等肉类、鸡蛋、奶、鱼卵、酵母、米糠、麦麸、全麦、燕麦、黄豆、豇豆、豌豆、核桃、花生、菠菜、小白菜、油菜、茼蒿、红苋菜、茴香、芹菜、西红柿、竹笋、香蕉等。避免进食生冷食物；避免接触寒冷物体并注意保暖和肢体按摩。

（2）疲劳和乏力：对神经组织和精神状态有良好影响的食物。多食一些优质蛋白的食物如肉、蛋、奶、鱼等，如果对这些食物摄入不足，可加一些乳清蛋白质粉补充；还要多食用新鲜的蔬菜和水果，同样如果摄入的不足，可做成蔬果汁补充，患者耐受性会好些。还可适当用一些补血益气的药膳，如阿胶、黄芪、党参、当归、大枣、山药等配一些食材食疗。

（3）贫血（血红蛋白 < 110 克/升）：肉类选择红肉如猪肉、牛肉、羊肉、各种动物肝脏类等含铁质丰富，吸收率高；蔬菜、水果富含维生素 C，可以帮助铁的利用，含维生素 C 较高的水果有猕猴桃、柠檬、柑橘、鲜枣、刺梨、山楂等；水果在餐后半小时至 1 小时内进食比较有利铁质的吸收利用；严重时应遵医嘱补充。

肝肾功能损伤：改善肝肾功能的食物有肉、鸽、鸽子蛋、乌鸡、鱼、贝类、奶、红小豆、黑豆、水芹菜、芦笋、紫甘蓝、胡萝卜、小米、莲子、苦瓜、冬瓜、木瓜、柑、山楂、栗子、枸杞子等。

147. 化疗导致恶心呕吐的患者饮食上应该怎么办？

（1）可饮用清淡、冰冷的饮料，食用酸味、咸味较强的食物可减轻症状。

（2）避免太甜或太油腻的食物。

（3）在起床前后及运动前吃较干的食物，如饼干或吐司面包可抑制恶心，活动后勿立即进食。

（4）用餐时，先食用固态食物，再食用液体汤汁或饮料。

（5）避免同时摄食冷、热的食物，易刺激呕吐。

（6）少量多餐，避免空腹，胃部空空会让人恶心更严重。

（7）饮料最好在饭前 30~60 分钟饮用，并以吸管吸食为宜。

（8）在接受治疗前 2 个小时内应避免进食，防止呕吐。

恶心、呕吐患者适宜的食物：烤馒头、花卷、包子、松糕、米饭、姜片粥、西红柿疙瘩汤、白菜炖豆腐、蒸山药土豆泥、萝卜炖肉、海参、清蒸鱼、豆腐丝、萝卜炖排骨、鲜藕荸荠汁、山楂糕、荸荠、柠檬、柑橘、米醋、酸奶、麦芽等，果汁、菜汁、淡茶水，以预防脱水。

健脾消食的食物：山楂、萝卜、酸奶、麦芽、莱菔子。

148. 化疗后口腔有异味怎么办?

化疗或其他药物以及口腔放疗会导致味觉改变。有些人完全丧失味觉,而另外一些人会有味觉上的改变,甜的和咸的感觉会被放大。使用酸味如柠檬汁和甜味会对苦味和金属味(有金属味的患者应尽量避免使用金属器皿)有效。吸食柠檬糖或薄荷糖或咀嚼口香糖。餐前用小苏打水和盐制成的漱口水清洁口腔,保持口腔清洁,刷牙。服用谷氨酰胺、锌、维生素 D 补充剂,经过验证对肿瘤治疗期间的味觉改变是有效的。

149. 化疗后食欲不佳、厌食怎么办?

厌食患者可以少量多餐,多调换口味花样。放松心情,适当运动,总躺着不动,食欲是不会好的。必要时可服用消化酶帮助

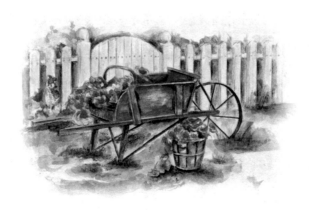

消化，如胃蛋白酶、胰蛋白酶，以及口服谷氨酰胺及一些肠内营养制剂，小体积高能量密度。以保证营养需要。

150. 口腔溃疡时饮食如何调理？

当患者出现口腔溃疡时，应避免酒精、碳酸饮料和烟草。避免刺激性香料、调味料和佐料如辣椒、辣椒粉、丁香、肉豆蔻、洋葱汁、辣椒酱和芥末等。避免食用坚硬的、干燥的或粗糙的食物，宜食用软的清淡食物，或用搅拌机将食物打碎成液体化以使其易于吞咽。食物应晾凉或微温，而不是热的，减少对口腔的刺激。利用吸管吸食液体食物以避开口腔溃疡处。清洁口腔，用小苏打水和盐制成的漱口水，以使口腔清洁并感觉更舒服一些。补充 B 族维生素，食用高蛋白、高热量食物以促进愈合。严重时，使用鼻胃管摄入营养。

151. 治疗期间白蛋白水平降低如何纠正？

患者白蛋白水平降低提示营养不良。对于术后患者，会导致手术切口延迟愈合，患者易受感染；对于放、化疗患者，可能导致治疗中断。因此，应提供足够的营养成分，纠正白蛋白水平。饮食中应加强高蛋白食物的补充，如鱼、肉、蛋、奶以及大豆制品等优质蛋白食物。此外，最好使用蛋白营养补充剂——蛋白粉，更高效、及时地补充蛋白质。

152. 白细胞和血小板低，应该吃什么？

患者白细胞和血小板数量均低，应补充高蛋白饮食，如鸡蛋、牛奶、酸奶、瘦肉、牛肉、豆制品、动物肝脏、鱼、乳清蛋白质粉等。香菇、黑木耳、红枣、阿胶、花生衣、黄花菜等平时经常吃一些。

几个小验方供参考：

（1）鸡血藤 30 克、黄芪 15 克、大枣 10 枚，煮水。

（2）大枣 50 克、花生米 50 克、玉米须少许，加少量红糖，煮水喝，煮好后把玉米须弃掉喝汤（血糖高的患者不要加糖）。

（3）牛蒡大的 1/5 根、大枣 4~5 枚、花生米约 15 克、甜杏仁约 15 克、胡萝卜 1 根，煮汤，喝汤吃肉。

配合药膳食疗粥及以上三种小验方（第 1、3 方侧重升白细胞数，第 2 方血小板数低可用）都可作为化疗期间的饮食调理。治疗期间，患者也要根据自己的体质和季节的变化灵活掌握。

153. 出现口干，营养怎么调理？

为降低口干的感觉可口含冰块、咀嚼口香糖、饮用淡茶、柠檬汁或高热量饮料等，避免调味太浓的食物，如太甜、太咸或辣的食物；含酒精的饮料亦应避免。食物应制成较滑润的形态，如果冻、肉泥冻、菜粥等；亦可和肉汁、肉汤或饮料一起进食，有助于吞咽。可食用多汁的水果，如梨、马蹄、藕、桃、苹果、瓜类等。常漱口但不可滥用漱口药水，保持口腔湿润，防止口腔感染，亦可保护牙齿。避免用口呼吸。

154. 出现腹痛腹胀，有何饮食措施？

避免食用粗糙、多纤维、易产气的食物，如豆类、洋葱、韭菜、萝卜、牛奶、碳酸饮料等。避免食用刺激性的食品或调味品。少量多餐好于一日三餐。食物温度不可太热或太冷。轻微运动或散步可减轻腹胀感，亦可加强腹部按摩。

155. 出现腹泻，饮食怎么调理？

采用低渣的食物，减少粪便的体积。注意水分及电解质的补充，可多选用含钾量高的食品，如去油肉汤、橘子汁、番茄汁、香蕉、马铃薯等。亦可用运动饮料补充水分、电解质。避免摄取过量的油脂、油炸或太甜的食物。腹泻严重时，需考虑用清流饮食，米汤、清肉汤、蔬果汁或淡茶等。少量多餐。

如果牛奶或奶制品会加重腹泻，可改食用无乳糖的产品，可进食含活菌的酸奶，以补充因治疗或腹泻而流失的肠道有益菌群。饮食方面可补充含果胶较丰富的水果，如苹果。在食物中添加豆蔻，有助于减缓肠道蠕动。避免生食蔬菜及易产气的豆类、洋葱、碳酸饮料等食物。

有严重营养不良者或有严重放射线毒性者，可在餐间补充特殊医用配方食品，即含氨基酸或部分水解蛋白质与极少量的脂质，有助于减轻腹泻和体重的降低。

156. 出现便秘，怎么调理营养？

选用含纤维质多的蔬菜、水果、全谷类、麸皮、红豆、绿豆等食物。多喝水或含渣的果菜汁、果汁（连渣）。早晨空腹喝1杯温开水、柠檬水或梅干汁，有助排便。放松紧张、忧郁的情绪，做适度运动，并养成良好的排便习惯。

157. 化疗期间为什么要适量多补水？

肿瘤患者在化疗期间应当增加饮水量。这是因为在接受大剂量化疗时，患者常会出现恶心、呕吐、食欲不振等不良反应，水分常摄入不足，如果呕吐频繁会导致脱水，患者易出现口腔干燥、吞咽困难等症状，此时多饮水能补充机体所需，减轻呕吐形成的脱水，同时也减少了口腔干燥引起的局部疼痛并滋润黏膜。

化疗药物多有不良反应，尤其易造成肾脏损害及膀胱毒性。当使用大剂量化疗药物时，由于肿瘤组织崩解，尿酸排出量增多，需要大量液体来冲刷，就是说要见到有形的尿出来，为避免引起化疗不良后果，化疗期间最好能每日饮水2500毫升以上，使每日尿量不低于2000毫升，促使代谢产物尽快排出，减少对肾脏的毒性。

应嘱咐患者少量、多次饮水，以防引起胃胀、呕吐等不适。

如患者不喜欢喝白开水，可喝些淡茶水、蔬果汁、木瓜奶茶、杏仁露、椰汁等饮料，也可吃多汁的水果和蔬菜，如西瓜、梨、桃、黄瓜、西红柿等。

158. 宫颈癌手术后患者推荐食谱

（1）术后流食（过渡流食 1~2 天）

🥄 早餐：浓米汤 200 毫升，蒸蛋羹 1 个。

🥄 上午加餐：胡萝卜水 200 毫升。

🥄 午餐：肉泥米糊 200 毫升（肉 20 克，大米 30 克，用盐等调味，搅拌机捣成米糊或用米粉替代)。

🥄 下午加餐：浓藕粉 15 克（200 毫升）。

🥄 晚餐：婴儿米糊 200 毫升（米粉 30 克）；去脂肉汤 150 毫升（用鸡、鸭、脊骨等熬的汤）。

🥄 晚加餐：杏仁霜 15 克（200 毫升）。

（2）术后半流食

🥄 早餐：馄饨 1 碗（中等大小，肉 25 克，菜 35 克，面粉 50 克）。

🥄 加餐：蒸嫩蛋羹 1 个。

🥄 午餐：鸡蓉碎菜粥 1 碗（鸡肉 25 克，碎菜 15 克，大米 50 克），肉末茄丝（肉 30 克，茄子 75 克）。

🥄 晚餐：小疙瘩汤碎菜甩鸡蛋（面粉 50 克，菜 25 克，鸡蛋 30 克），素炒西葫芦（西葫芦 150 克）。

注意事项：术后患者开始饮食可选用半流食或软饭，忌油腻、油炸食品。

（3）术后软食

🍋早餐：两面糕 2 两（1 两 = 50 克），蒸蛋 1 个，牛奶 250
毫升，拌菠菜（菠菜 75 克，油盐少许，菠菜焯一
下，过温水调味即可）。

🍋午餐：花卷 2 两，山药排骨汤（山药 75 克，排骨 100
克），蒜蓉西兰花（西兰花 200 克）。

🍋晚餐：蒸软米饭 2 两，萝卜老鸭汤（萝卜 75 克，老鸭腿
120 克），香菇菜心（干香菇 5 克，菜心 150 克）。

注意事项：汤类食物要喝汤吃肉。

159. 宫颈癌贫血患者营养食谱

🍋早餐：龙眼大枣阿胶粥 1 碗（阿胶 5 克即可，龙眼肉 5
克，大枣 3 枚，大米 50 克），鹌鹑蛋 3 个，牛奶
200 毫升。

🍋加餐：全营养素 150 毫升（特殊医用配方食品），面包
（两片）。

🍋午餐：枣糕 2 两，红烧牛尾山药（牛尾 150 克，山药 50
克），香菇炒菜花（干香菇 5 克，菜花 200 克）。

🍋加餐：橘子 1 个（中等大小）。

🍋晚餐：紫米面发糕 1~2 两，清蒸鱼（鱼 150 克），炒木耳
黄花油菜（油菜 200 克，干木耳 2 克，黄花 5
克）。

🍚 晚加餐：牛奶+饼干（或其他糕点）2 块。

160. 宫颈癌便秘患者营养食谱

🍚 早餐：麦片豆浆粥（燕麦片 50 克，豆浆 200 克），全麦面包 1 片，拌桃仁菠菜（菠菜 75 克，核桃仁 10 克，菠菜焯一下与桃仁调味拌即可）。

🍚 加餐：苹果 1 个或酸奶 200 克。

🍚 午餐：荞麦馒头 2 两（荞麦 30 克，面粉 70 克），三鲜鸡腿菇（鸡蛋 30 克，肉 50 克，鸡腿菇 50 克），清炒茼蒿木耳（茼蒿 150 克，干木耳 2 克），西红柿蛋汤（西红柿 50 克，鸡蛋 30 克）。

🍚 下午加餐：香蕉（熟一些的）。

🍚 晚餐：糙米饭 1~2 两，汆小丸子萝卜香菜（肉 50 克，萝卜 100 克，香菜少许），西兰花俏胡萝卜木耳（西兰花 150 克，胡萝卜少许），芋头鸭汤（芋头 15 克）。

温馨提示：以上食谱中的食物可根据自己的情况灵活选择，粗杂粮多了可换一样细粮，提供的食物只给患者参考。

161. 宫颈癌腹泻患者营养食谱

🍚 早餐：大米莲子芡实粥 1 碗（中等大小，大米 50 克，莲子 5 克，芡实 5 克），蒸嫩鸡蛋 1 个。

🍋上午加餐：酸奶（最好有益生菌的）。

🍋午餐：龙须面甩鸡蛋1碗（中等大小，龙须面50克，鸡蛋30克），清蒸黄鱼（鱼150克）。

🍋下午加餐：蔬果汁250毫升（过细箩）。

🍋晚餐：山药大枣粥（煮熟后大枣去皮，山药15克，大米40克，大枣3枚），栗子炖鸡（栗子10克，鸡块120克）。

🍋晚加餐：全营养素250毫升（特殊医用配方食品）。

162. 宫颈癌放疗患者营养食谱

🍋早餐：小米绿豆山药大枣粥1碗（中等大小，小米40克，绿豆5克，山药10克，大枣3枚），蒸蛋羹1个，牛奶250毫升。

🍋上午加餐：雪梨银耳冰糖羹（用捣碎机捣成泥状）。

🍋午餐：茯苓杂豆饭2两（茯苓6克捣碎，杂豆10克，大米85克），黄芪炖乳鸽汤（乳鸽120克，黄芪少许），香芹百合（香芹150克，鲜百合15克）。

🍋下午加餐：酸奶200毫升（最好选带益生菌的）。

🍋晚餐：山药大枣白扁豆粥1碗（山药15克，白扁豆5克，大枣3枚，大米35克），两面馒头1两（玉米面15克，面粉35克），肉丝炒保龄菇（肉50克，鲜菇100克），凉拌藕片（藕片100克，藕焯一下，调味即可）。

注意事项：汤类要喝汤吃肉。

163. 宫颈癌化疗患者营养食谱

🍋早餐：薏仁米莲子大枣阿胶粥 1 碗（阿胶 3~5 克，薏米 15 克，莲子 5 克，大枣 3 枚，大米 35 克），茶鸡蛋 1 个，牛奶 1 杯（250 毫升）。

🍋上午加餐：果蔬汁 250 毫升。

🍋午餐：小米海参粥 1 碗（中等大小，小米 30 克，海参 1 根），发糕 1 两，枸杞子乌鸡汤（乌鸡 120 克，枸杞子少许），清炒小白菜胡萝卜（小白菜 200 克，胡萝卜少许）。

🍋下午加餐：坚果 10~15 克（一小把）。

🍋晚餐：菠菜猪肝粥 1 碗（中等大小，菠菜 25 克，猪肝 20

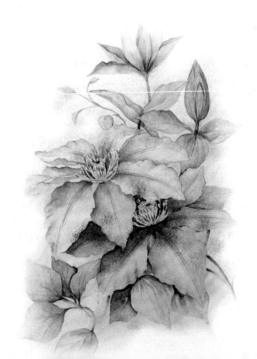

克，盐等调味），小豆包 1 两，红烧海鱼（鱼 150 克），焖扁豆（扁豆 150 克）。

🥄加餐：牛奶 250 毫升+饼干 2 块（或其他小点心）。

注意事项： 化疗食谱中有汤类菜，最好先吃肉最后少喝汤，以免造成饱胀感而影响进食量或恶心症状加重。

164. 食疗方

（1）宫颈癌患者除积极的治疗外，还应该注意饮食的营养和调配，针对化疗、放疗后的患者，贫血、白细胞低、精神疲倦、头晕、视物模糊、心悸气短、毛发不泽或易脱落、羸瘦萎黄等症。

［食疗方］当归 3 克、黄芪 5 克、熟地 3 克、砂仁 2 克、枸杞子 3 克、紫米 15 克、大米 15 克、小米 20 克、花生米 15 克、红小豆 10 克、小枣 25 克。

［食疗功用］补气养血、开胃和中，提高机体免疫功能、强身抗癌等功效。我们随机对几十例放、化疗患者进行了观察发现食疗都不同程度地改善了症状，白细胞数升高。

［具体做法］中药备齐煎至 100 毫升去渣待用，粥煮至 8 成熟后，汤药倒入粥里直至煮熟。每天坚持喝 1~2 碗，效果较好，也可按自己的喜好或甜或咸。

（2）针对放疗患者咽干、咽痛、口腔糜烂、吞咽困难、大便燥结等症状，应用食疗清咽润燥粥后，自主症状明显减轻。

［食疗方］生地 3 克、元参 3 克、麦冬 3 克、陈皮 2 克、银

耳 3 克、山药 10 克、大米 25 克、小米 25 克。

　　[具体做法] 把生地、元参、陈皮煎成 100 毫升汤药，过箩弃渣备用，把银耳、山药切碎，用无油干净的锅把水（大约 800 毫升水）烧开放入小米、大米、银耳、山药和煎制的汤药一起煮，煮熟后（大约剩 300 毫升）就可食用。如果用高压锅或电饭煲煮，效果更好，口感更细滑，便于吞咽。它具有清热解表、利咽、滋阴润燥、健脾和胃、润便等功效。

165. 自制蔬菜汁

　　[具体做法] 把胡萝卜 3 两、西红柿 3 两、小白菜 3 两、油菜 3 两等蔬菜备好，洗净；然后锅内放水 500 毫升烧开，随即把蔬菜切成小块放入锅中，再放 10 克（1 茶勺）植物油，盖上盖，等烧开后再煮 2~3 分钟关火，不用盖放置温凉后，用捣碎机捣碎过细箩，一杯营养的蔬菜汁就做成了。

　　这款蔬菜汁经营养专家们鉴定，维生素矿物质等营养成分丰富，可以推荐给患者饮用。

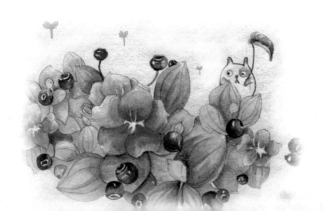

三、用 药 篇

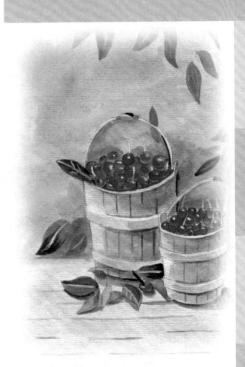

166. 国产药和进口药差别有多大？

进口药物和国产药物都是经过国家药监局审批的正规药物，按药品说明书上的适应证治疗，大多是有治疗疗效的。只要是同一种药物，其成分是一样的，理论上作用也是一样的。但进口药物和国产药物在制作工艺上可能会有些区别。药物用于临床前会比较国产药物与进口药物的疗效与不良反应，一般来讲不会有很大差别，否则就不会批准在国内使用。进口药与国产药主要是价格的差异，进口药物的价格往往是国产药物价格的数倍，选择进口药可能经济负担更重。因此，究竟怎样选药，主要根据自己的经济状况或其他因素酌情选择。

167. 总是忘记吃药，怎么办？

通常来说，只有严格按照医生医嘱或药物说明书服药，才能确保使用的药物安全有效。因此，为了避免患者忘记服用药物，可以采用以下方法：

（1）用手机备忘录或闹钟提醒：提前把服药时间、剂量等输入手机备忘录，提醒自己吃药。如果是老人，提醒的铃声应该大一些，以便能够及时听到提醒。

（2）制作一个简易的用药台历：把药名、服药时间和次数都备注在上面，每吃完 1 次，就在相应的位置上画一个勾。台历最好放在每天都能经过的地方，如水壶旁、床头柜或者客厅的茶几等，这样能随时提醒自己服药。

（3）使用分药盒：分药盒对于需要长期服用药物的患者来说，非常方便。患者可以每周将下一周需要服用的药物进行整理，并将分药盒放在显眼的地方。分药盒的优点就是外出时也可以随身携带。

当然，以上介绍的方法，患者可以根据自己的情况，任选一种，也可以结合起来使用。

168. 同时吃多种药，需要注意什么？

临床上，有些癌症患者需要同时吃几种药，建议平时服药种类多的人注意：①多种药物之间可能存在药物相互作用，应咨询医生或药师如何正确服用这些药物；②选用复方药：如果没有特殊禁忌，可选用复方药；③小病别擅自加药：慢性病药物多需长期使用，服药种类相对固定。擅自增加用药种类，还可能造成两种药物共有的成分过量，引起不良反应；④保健品不能贪多：正规保健品能起到一定的辅助治疗效果，但也可能和药物发生相互作用，危害自己的身体。总之，用药时应严格遵医嘱，并注意观察自己是否出现严重皮疹、恶心、呕吐等症状，必要时就诊，在医生指导下调整用药方案。

169. 常用的口服药，在手术前如何调整？

肿瘤患者老年人较多，常同时有多种慢性疾病，平时需服药治疗。如术前长期服用抗凝药，应在术前至少停药1周，避免术中、术后渗血；术后若无出血风险，则一般术后2天可恢复用药；高血压患者为避免术中血压波动，可在手术当天早晨用一小口水服药，这样有利于维持术中、术后的血压平稳，减少心血管并发症；术前口服降糖药的糖尿病患者，围术期通常使用皮下或静脉注射短效胰岛素控制血糖。

170. 吃药时喝什么水最好？

一般用温开水最好，不能用酒、奶制品、各种饮料、茶水或咖啡等。牛奶中含有较多的蛋白质和钙离子，可与药物结合生成络合物，不易被胃肠道吸收。饮料中往往添加蔗糖、蜂蜜等甜味剂，糖能减慢胃内容物的排泄速度，延缓药物的吸收，降低药效甚至引起严重的（过敏反应），危害身体健康。茶水或咖啡中的咖啡因可能会影响某些药物的作用，而且某些药物可能还会和其中的一些物质发生反应，从而影响药效。

另外，用温度较高的热水服药，容易导致部分药物遇热后会发生物理或化学反应，而影响疗效。

171. 用药期间为什么不能喝酒？

酒精会干扰药物代谢，影响药效。大多数药物进入人体后，须经肝脏代谢，而酒精会干扰这一过程，使药物作用减弱。酒精还会使其代谢产物无法正常排泄，转向与肝、肾细胞结合，从而造成肝、肾组织的损伤，严重时，可导致肝坏死。另外，酒精还会增加药物对胃肠道的刺激作用，严重者可引起消化道出血。此外，许多药物可抑制肝脏中的解酒物质发挥作用，使酒精的代谢中间产物乙醛在人体内蓄积，引起毒性反应，所以，在服用头孢类抗生素时绝对不能饮酒。

172. 吃药时哪种姿势最好？

吃药讲究姿势，是为了更好地发挥疗效，避免不良反应。卧床患者最好采用坐式或将床头抬高 45°。普通患者服药时，应至少饮用 100 毫升温开水，并保持站立姿势 1.5 分钟，使药物更快到达小肠，有利于药物的吸收，获得更好的疗效。

173. 胶囊为什么不能掰开吃？

药物做成胶囊的剂型主要从以下几方面考虑：①掩盖药物对人本身味觉上的不良刺激，如特别苦、特别咸等；②可以掩盖药物的特殊气味，如臭味、刺鼻的味道等；③减少药物的刺激性；

④延缓药物的释放；⑤控制药物释放的部位等。因此，如果将胶囊药物掰开服用则

可能会出现以下情况：①药物的口感不好，难以下咽；②药物的气味很大，患者接受不了；③增加了药物的刺激性，如对食管及胃肠道的刺激性增加，也就增加了药物的不良反应；④使得药物释放得过快，容易给患者带来一定的危险；⑤药物在不该释放的部位释放了，影响了药物治疗的效果等。所以，一般胶囊类的药物不建议掰开服用。

174. 吃药期间出现哪些问题需要停药？

药物对于人体来说就是一把双刃剑，既能治疗疾病、缓解症状，又能因药物的毒理作用而对人体产生伤害，当服药过程中出现严重的过敏反应、不良反应、肝肾及其他脏器损害时，需要停止服药。此外，服药期间若病肾或症状体征不见缓解，反而加重，也要及时向医师反馈，看是否停药。此时需要及时向医生咨

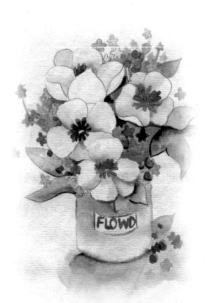

询，及时调整治疗方案。

175. 什么是靶向药物？

肿瘤细胞能够无限增殖，在细胞生长的过程中表面会产生一种受体，这种受体在正常细胞上也有，但数量比肿瘤细胞上的少很多，这种受体所介导的一系列信息传递过程促进了肿瘤细胞的增殖。靶向药物就是作用于这些受体和信号传导的过程，调控蛋白或调控分子。从而阻止肿瘤细胞的增殖的一类药物。

176. 靶向药物主要有哪些副作用？

与化疗药物常见的血象降低、胃肠道反应等副作用不同，靶向药物常见的副作用为皮肤反应、腹泻、心脏毒性、出血、高血压等。严重不良反应包括间质性肺病等。

177. 治疗癌痛的药物有哪些？

治疗癌痛的药物主要有三类：第一类为非甾体类镇痛药，常用的有阿司匹林、布洛芬、塞来昔布等。止痛作用较弱，没有成瘾性，使用广泛、疗效确切，用于一般常见的疼痛，但如果使用不当，也会对人体健康造成损害；第二类是弱阿片类镇痛药，以曲马多为代表，其镇痛效果是吗啡的 1/10。主要用于中等程度疼痛及手术后疼痛等；第三类是强阿片类镇痛药，以吗啡、芬太尼等为代表。这类药物止痛作用强，有严格的管理制度，主要用于重度疼痛患者。除上述三类镇痛药外，还有其他一些止痛药，如中药复方止痛药等。

178. 使用阿片类药物为什么会发生恶心、呕吐？应该怎么办？

阿片类药物是非常有效的镇痛药物。它在止痛的同时，也会产生一些不良反应，如恶心、呕吐、便秘等。产生恶心、呕吐的原因是因为阿片类镇痛药会直接刺激位于人脑中控制恶心、呕吐的区域，因此，患者容易产生恶心、呕吐的反应。在开始使用吗啡时，2/3 患者会出现恶心和呕吐，持续时间大约 7 天。

通常来说，在服用阿片类药物镇痛时，医生会预防性地给予一些镇吐剂。在阿片类镇痛药的用量趋于稳定后，由于药物而引起的恶心、呕吐几乎消失。在呕吐严重期，可以遵医嘱服用镇吐药物。如果仍然发生了恶心、呕吐，呕吐完后，患者应该清水漱口，保持口腔卫生。

179. 使用阿片类药物为什么会发生便秘？应该怎么办？

阿片类药物作用于中枢神经系统，主要产生镇痛作用。作用于胃肠道的主要作用是抑制胃肠道蠕动，减少胆汁、胰液的分泌。而且阿片类药物在胃肠道的分布比例均较高，因此对胃肠道的影响也较大。对于长期口服阿片类镇痛药的患者，可能会引起严重的便秘。患者服用阿片类药物期间应多喝水，多吃含纤维的食物，或使用一些防治药物如番泻叶、麻仁丸、酚酞片、乳果糖、聚乙二醇电解质散等。通常在预防性地给予通便药物后，绝大多数患者均能耐受。

180. 服用阿片类药物会上瘾吗？

药物成瘾是一种慢性、复发性、患者不顾后果持续服药的强迫行为，就是我们所说的药物依赖性，分为躯体依赖性和精神依赖性两大类。躯体依赖性不等于成瘾性，而出现精神依赖才是成瘾的表现。患者长期用药后突然停药出现流鼻涕、打哈欠、出汗、烦躁等症状，这是长期使用阿片类药物的正常生理变化，与成瘾性是完全不同的。采用逐渐降低剂量的方法就能防止这种现象的发生，因此在医生的指导下规范使用阿片类药物发生成瘾的可能性极低。

181. 怎么使用芬太尼透皮贴剂？

芬太尼透皮贴剂是一种用于止痛的贴剂，应在躯干或上肢未受刺激及未进行放疗的平整皮肤表面使用。如有毛发，应在使用前剪除（不要使用剃须刀剃除）。使用前可用清水清洗所贴部位，不能用肥皂、沐浴乳等刺激皮肤或改变皮肤性状的用品，使用前皮肤应完全干燥，没有破溃。

止痛贴打开后应马上使用。贴好后，用手掌按压半分钟，保证止痛贴和皮肤完全接触，尤其注意其边缘部分，避免有卷边出现而影响药物使用。一贴可以持续贴 72 小时，更换新贴时要更换所贴部位，几天后才可在相同的部位重复贴用。

182. 中药能治疗肿瘤吗？

我们应正确认识中药在治疗肿瘤中的作用。中医药可以提高患者免疫功能，抑制或杀灭癌细胞，减轻放化疗毒性，提高放化疗效果，减轻痛苦改善生活质量，是肿瘤综合治疗的一部分，应与手术、放疗、化疗等综合应用，使肿瘤治疗效果最佳化。

183. 在化疗期间可以吃中药吗？

无论是化疗药还是抗肿瘤中药，药物代谢主要通过肝脏或肾脏进行，如果同时服用，可能导致肝、肾功能损伤，还可能加重其他不良反应发生的频率和程度。因此，为使患者安全、顺利地完成化疗疗程，不建议自行服用中药。但患者可在手术后、放疗及化疗间歇，在医生指导下服用中药进行辅助治疗。

184. 紫杉醇的不良反应有哪些？

紫杉醇主要不良反应有骨髓抑制、变态反应（过敏反应）、感染、低血压或心动过缓、周围神经病变、关节痛、肌痛、胃肠道反应、脱发、肝功能损害。

185. 使用多西他赛的注意事项有哪些？

接受多西他赛治疗前需预服药品以减轻体液潴留的发生率和严重程度以及减轻变态反应（过敏反应）的严重程度，预服药品包括糖皮质激素类，如地塞米松，在多西他赛注射前一天开始服用，每日16毫克，持续3天。在多西他赛开始滴注的最初几分钟内有可能发生过敏反应，如果发生的过敏反应症状轻微，如脸红或局部皮肤反应，不需终止治疗；如果发生严重过敏反应，如重度低血压、支气管痉挛或全身皮疹/红斑，则需立即停药并进行对症治疗。对已发生过严重不良反应的患者不能再次应用多西他赛。白细胞数<$1.5×10^9$/L的患者或肝功能有严重损害的患者禁用多西他赛。

186. 使用异环磷酰胺时应注意哪些事项？

异环磷酰胺的代谢产物对尿路有刺激性，因此，用药期间应大量饮水，大剂量应用时应水化、利尿，同时给予美司钠。一旦出现膀胱炎或血尿，立即停止治疗。低白蛋白血症、肝肾功能不全、骨髓抑制及育龄期妇女应慎重使用。异环磷酰胺与抗凝血药品同时使用可能导致出血危险；与降血糖药同时使用，可增强降血糖作用。

187. 使用吉西他滨的注意事项有哪些？

一般情况，接受吉西他滨治疗的患者需密切观察，包括实验室的监测（监测血小板、白细胞、中性粒细胞数），在出现药物毒性反应时，应能够及时处理。使用吉西他滨的患者还应定期检查肝、肾功能，包括氨基转移酶和血清肌酐。吉西他滨可引起轻度困倦，患者在用药期间应禁止驾驶和操纵机器。

188. 拓扑替康的不良反应有哪些？

拓扑替康的主要不良反应是血液学毒性，主要表现为中性粒细胞减少、血小板减少和贫血。非血液学毒性，包括胃肠道反应、皮肤毒性、脱发、头痛、关节痛、肌肉痛、肝功能异常、乏力、呼吸困难以及注射部位产生局部刺激、红肿。罕见不良反应，包括变态反应（过敏反应）和血管神经性水肿。

189. 使用多柔比星的注意事项有哪些？

血液毒性和心脏毒性是多柔比星最主要的不良反应，在使用多柔比星前应监测患者血象和心脏功能，而且在整个治疗周期应监测心脏功能，以减少发生严重心脏功能损害的风险。注射多柔比星时如漏出血管外会造成严重组织损伤甚至坏死，小静脉注射或反复注射同一血管会造成静脉硬化。多柔比星因促进肿瘤细胞的崩解而使嘌呤的分解代谢增强，容易导致高尿酸血症，因此治疗期间应监测血尿酸水平，鼓励患者多饮水，以减少高尿酸血症的可能。痛风患者用药时，应注意调整别嘌醇用量。多柔比星用药后 1~2 日可出现红色尿，一般 2 日后消失。

190. 丝裂霉素的不良反应及禁忌有哪些？

丝裂霉素的主要不良反应为血液学毒性、消化道反应、局部刺激、肾功能损害、间质性肺炎和肺纤维化等。用药期间禁用活病毒疫苗接种和避免口服脊髓灰质炎疫苗，水痘或带状疱疹患者、孕妇及哺乳期妇女禁用。

191. 伊立替康的不良反应有哪些？

伊立替康的不良反应包括胃肠道反应，如迟发性腹泻、恶心、呕吐、厌食、腹痛。血液学毒性表现为中性粒细胞减少、贫血和血小板减少。急性胆碱能综合征也是伊立替康的不良反应之一，其主要症状为早发性腹泻、腹痛、结膜炎、鼻炎、低血压、血管舒张、出汗、寒战、头晕、视力障碍、瞳孔缩小、流泪、流涎增多等，这些症状在应用阿托品治疗后会消失。此外，伊立替康的其他不良反应还包括呼吸困难、肌肉收缩、痉挛、感觉异常，轻中度转氨酶、碱性磷酸酶和胆红素水平升高等。

四、心理帮助篇

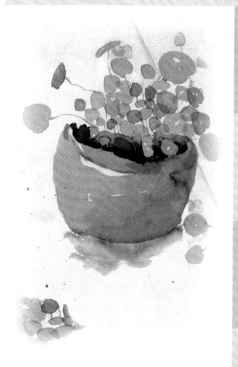

192. 癌症可以有治吗?

癌症即恶性肿瘤,当人体的免疫系统受到破坏,基因突变的癌细胞乘机侵入器官,因此人人都可能患上癌症。目前,癌症已经与心脑血管病、糖尿病等疾病成为我国城乡居民主要慢性病之一。但得了癌症并不等于就是死亡,大部分早期癌症都是可以治愈的,中晚期癌症也有很多有效的临床治疗方法,许多癌症患者可以带瘤生存。另外当今科学迅速发展,新的治疗方法、治疗药物都不断地被应用到临床,不断为治愈癌症带来好的效果和希望。所以癌症患者积极的治疗态度和锲而不舍的信心对战胜癌症,提高治疗效果会产生积极的作用。

193. 确诊癌症是否应该告知患者?

对于恶性肿瘤的这个诊断,家属的处理方法大概分为两种,一种是让患者明确自己的诊断,一种是千方百计地隐瞒患者的病情。究竟哪种做法正确呢?在决定是否应该告知患者病情时,建议可以从以下几个方面考虑:

（1）视患者个人情况与需要而定。

（2）反复提问自己要求隐瞒患者病情的理由是什么。

（3）考虑需要付出的代价。

（4）尝试与患者进行沟通和接触，了解患者知道了多少，以及患者希望知道多少。

（5）不要把患者不想知道的消息强塞给他。

（6）如果双方都知道病情，可以进行一次谈话。

194. 如何告知坏消息？

患者与家属之间关于疾病的沟通应该是畅通的、没有阻碍的。但是，在实际情况下，虽然双方有沟通，但是沟通的内容有所保留，只讲好的部分，保留希望，把坏的部分和痛苦的部分都埋在心里。家属不知道该如何与患者沟通这些问题，世界卫生组织（WHO）组织提出了以下病情告知策略：

（1）预先有一个计划。

（2）告知病情时应留有余地，让患者有一个逐步接受现实的机会。

（3）分多次告知。

（4）在告知病情的同时，应尽可能给患者以希望。

（5）不欺骗患者。

（6）告知过程中，应让患者有充分宣泄情绪的机会，并及时给予支持。

（7）告知病情后，应与患者共同制定未来的生活和治疗计划，并进一步保持密切的医患接触。

195. 如何对待患者想寻求解脱的念头？

患者越到晚期，其身心越是受到了巨大的煎熬，会希望赶快解脱，或要求医生给一针"安乐死"。此时，患者感觉像在等死，觉得没有生活品质，活着就是痛苦，没有什么意义。病也好不了，那就赶快死去吧。这时，患者会有抑郁、痛苦、绝望、无助、无奈、孤独感、悲伤、恐惧等心理感受。作为患者的家属，可从以下几个方面进行应对：

（1）仔细观察患者有哪些不舒服的地方，及时与医生沟通，以便能及时做出评估和处置。

（2）积极倾听患者的心声，鼓励他表达心中的想法。

（3）接纳患者的情绪，寻找可以改善患者不良情绪的方式，如听歌、看电视等。

（4）如果患者想死的念头久久不退，应取得专业人员的帮助，提高警觉，预防患者采取自伤行为。

（5）如果患者有一些宗教的信仰，可以安排相关机构的人员给予安抚。

196. 怎样正确面对得了恶性肿瘤的事实？

在我国，肿瘤发病率越来越高，已逐渐超越了心脑血管疾病，所以得了肿瘤并不奇怪。与此同时，随着科学技术的不断发展和人们对肿瘤知识的不断普及，肿瘤的控制率得到很大的提高。虽然肿瘤对人的身体危害极大，但只要及时进行科学合理的治疗，很多患者都可以达到长期生存或治愈的目的。美国国家癌症研究所统计显示目前恶性肿瘤的总体5年控制率已达60%，尽管有些肿瘤的控制率仍很低，但相当多的肿瘤治疗效果都有了很大提高，这是医学发展对人类的巨大贡献。一旦确诊恶性肿瘤后，患者和家属一定要镇静，千万不要惊慌失措，全家人安静地坐下来商讨一下，共同寻找正确的解决方案，如选择就医的医院、家属如何协助、手头事情的安排、治疗时间的保障、付费方式的选择等。紧张、焦虑、绝望、胡思乱想、盲目乱投医只会耽误合理有效的治疗时机，加重患者的病情。罹患恶性肿瘤后，首次就医最好选择市级肿瘤专科医院和三级综合医院的肿瘤科，在短时间内获得科学、合理的治疗方案及预期疗效。

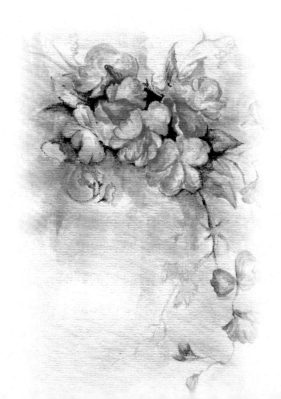

197. 患者的心理状态一般会有哪些变化？

大多数患者得知自己患了癌症受到重大打击后，其心理状态一般会经历否认期、恐惧愤怒期、悔恨妥协期、抑郁期和接受期五个阶段。

（1）否认期：否认是癌症患者最常用的心理防御方式。患者最初得知自己患癌症的信息时，认为这是不可能的事，否认自己得了癌症而怀疑医生的诊断有误，四处重新求医诊断。患者拒绝承认残酷的现实，借助否认机制来应对由癌症诊断所带来的紧张与痛苦。为此，患者怀疑医师诊断是否正确，并到处求医，希望能找到一位否定癌症诊断的医师，希望有奇迹发生。其实有更多的患者并非完全否认癌症的诊断，而是在压抑自己对疾病的强烈情绪反应。

（2）恐惧愤怒期：经过四处就医诊断，患者意识到自己癌症的诊断确切无疑，开始出现恐慌、惧怕心理，感到死神就要降临到自己头上，恐慌不安，常表现出焦虑情绪，患者坐卧不宁，惶惶不可终日。有的患者则表现为愤怒、烦躁、委屈，常常自问"为什么是我？""为什么倒霉的是我？""我一生善良勤奋，从不曾做过任何坏事，没害过任何人，为什么让我得了这种病？"。有的患者则以谩骂或破坏性行为发泄内心的不满。

（3）悔恨妥协期：此期常与恐惧、愤怒同时出现，也可逐渐演变为悔恨与妥协。患者在恐惧的同时，常会抱怨为什么肿瘤会长在自己身上，反复回想自己以往的工作、学习、生活中的经历，责怪自己平时缺少体育锻炼，影响了身体素质；悔恨自己未能及早戒烟、酒，或者平时不该太辛苦；悔恨自己性格不好，影响了身体健康等；悔恨从前有过的不良性生活史，导致现在罹患癌症如宫颈癌。但严酷的现实迫使患者不得不向疾病妥协，承认自己的疾病，并将生存的希望寄托于治疗。

（4）抑郁期：经过一段时间的治疗后，患者病情并无改善，患者会意识到疾病已不可救药，生命已走到了尽头，悲哀和沮丧的情绪油然而生，感到绝望，常想到死亡即将到来，陷入极度抑郁情绪中。患者常表现为被动、少活动、情绪低沉、沉默不语及行为退缩，甚至有轻生的念头和自杀行为。这一阶段，患者常饮食无味、睡眠不安。

（5）接受期：经过以上一个或几个时期的经历后，有些患者逐渐接受了自己面临死亡的现实，情绪趋向稳定，开始安排后事，平静地等待死神的降临，患者此时的愿望是可以不再痛苦而平静地走向"另一世界"。

以上是癌症患者的一般心理反应过程。当然，很多患者并非完全按这一过程发生，或者表现得不那么明显和典型，这与疾病的严重程度、患者对疾病的认识和评价以及治疗效果等因素有关。总之，临床上常见的各种焦虑、抑郁、愤怒等情绪，包括睡眠问题等都跟此过程产生的心理反应有关，患者及家属对其过程的了解，能够有助于正视和接受患者的各种心态及变化。

198. 如何进行自我心理调节？

患者持有何种心态，对肿瘤的治疗及康复至关重要。既不能表现过于超脱，不积极治疗，对疾病听之任之；也不能过度紧张，恐惧害怕，抑郁消沉甚至悲观绝望。而应该是勇敢而理智地面对疾病，积极配合治疗。需要注意的是，不是所有的患者从一开始就会有一个良好的心态，绝大多数都需要一个逐渐调整的过程。那么如何才能做好自我心理调节呢？

（1）了解有关知识，正确认识疾病：肿瘤患者需要了解一些肿瘤基础知识，包括目前医学界对肿瘤防治观点、研究动态以及发展趋势，以正确认识疾病。恶性肿瘤是一大类防治较为困难的疾病，但只是人类疾病的一种而已，其造成的后果与心肌梗死、脑卒中（中风）、高血压等相比，都是对身体、对生命的危害。通过学习疾病知识，也帮助自己更好地配合医务人员，积极进行治疗。

（2）勇于面对现实，树立战胜疾病的信念：人的一生免不了会患有这样或那样的疾病，无论是大病小病，恶性还是良性，都应该坦然面对这一客观现实。尤其是对恶性肿瘤，要有勇于斗争、敢于胜利的决心，要树立一个强大的精神信念，生命每延续一天，都可能会获得新的机遇和希望。所以只要还有一口气，一线希望，信念和精神就不能垮掉。

（3）提高心理素质，善于自我调节：癌症患者学会减轻自我心理压力的方法和技巧，调节自己的心理状态。例如练习太极拳，或者看小说、看电视、听音乐，做自己乐意做的事，都是使身心松弛的好方法。在力所能及的情况下，适当劳动，外出旅游，有时会收到意想不到的好效果。若紧张焦虑的心情不能控制时，可适当用点抗焦虑药或抗忧郁药，如地西泮（安定）等可帮助睡眠，对心理不良反应有一定的解除作用。心理压力也可向家人或医务人员倾吐，以得到帮助和劝慰，可以帮助解除和排泄压抑的心情。

（4）活在当下，积极治疗：不要想象疾病的最终结果，过好现在的每一天。对待疾病要从战略上藐视、战术上重视；制定切实可行的康复计划，积极配合医生的安排，坚持疗程用药。

199. 自我心理调节有哪些方法？

（1）音乐疗法：音乐疗法是用音乐调整心境的自我心理保健法。研究表明，乐曲的不同节奏、旋律、音调和音色，可以产生不同的情感效应。心情抑郁的时候，宜听旋律流畅优美、节奏明快的一类乐曲；焦虑的时候，宜听节奏缓慢、风格典雅一类的乐曲；而多听节奏少变、旋律缓慢、清幽典雅的乐曲，有助于解除失眠。

（2）倾诉法：倾诉是释放压力的通道，在倾诉的时候不仅可以获得安慰和鼓励，还可以获得某种认同感，击败内心的怯懦，给自己勇气和希望。

（3）借鉴法：通过欣赏文学名著和名人传记，或者看电影、听讲座，从别人的人生轨迹和看待人生的观点中领悟到自己的人生道路和人生价值，以及别人战胜困难的经验。

（4）正视情绪法：不逃避消极的情绪，要明白它是一种正常的反应，冷静下来，正视消极情绪，对受挫及不良情绪产生原因仔细地进行客观剖析和认真体验，以便有的放矢地找出最佳的解决方案。此外，要敢于表达或暴露自己的情绪，这样才能有针对性地和有效地驾驭与控制它。否则盲目地压抑和掩饰有害于自身情绪系统的健康发展，又不利于良好人格的重塑。

（5）暗示法：暗示法是通过语言的刺激来纠正或改变人们某些行为或情绪状态的一种心理调适方法。自我暗示指通过有意识地将某种观念暗示给自己，从而对情绪和行为产生影响。癌症患者可以每天数次在内心里坚定有力地对自己说："要想开一些，快乐一些""这没什么""我能挺过去""我现在很好"。自我暗示、自我意念能给人带来"期望效应"是符合科学原理的。一个人对自己的期望越大，动力就越强，实现期望的措施也越多，因而产生的期望效果也越佳。

（6）宣泄法：宣泄法就是通过适当的途径将压抑的不良情绪释放出来。通常可以用以下方式进行合理宣泄。高声唱歌、大声呼喊、哭出声来、文体活动。或者求助咨询师，通过向其倾诉，缓解来自不良情绪的压力。

（7）改变不良认知法：改变不良认知就是用纠正不正确或不合理的信念来对抗非理性思考方式，以消除情绪困扰和行为异常的一种自我心理调节法。合理信念产生合理的情绪行为方式，不合理信念则产生不合理的情绪行为反应。世界上不可能凡事都顺着个人心意，因此癌症患者要用理性思维看待疾病，正视并接受患病这个事实，可以避免负性情绪产生。

（8）放松法：自我放松是一种通过放松自己的躯体和精神，降低交感神经的活动水平减缓肌肉紧张，消除焦虑而获得抗应激效果的自我心理调节方法。当人们面临挫折与冲突时，学会自我放松可远离消极情绪的困扰与伤害。具体做法：深呼吸一口气，再慢慢把气吐出。这样循环往复，直至过度紧张反应消失为止。另一种放松的方法：平卧，从上至下，从左至右分别使身体各部肌肉紧张起来，然后再放松。做完之后安静地松弛几分钟。

（9）转移法：转移注意力是心理保健重要方法之一，当心理问题出现时，可以通过换环境、参加娱乐活动等方法转移注意力，例如爬山、旅游，回归大自然，使身心放松，眼界开阔，心胸豁然开朗，同时还可以受到大自然的启发。

每个人都有最适合自己的心理调适方法，重要的是行动起来，增强心理免疫力，对于疾病的康复有着非常重要的作用。需要强调的是，以上调节方法对于有轻度心理障碍的人能起到一定的缓解和调节作用，对于有中度以及严重的心理障碍问题的人，建议到专门的机构找专业的咨询人员来一起解决问题。

200. 如何排解"医生、护士和家属都应该围着我转"的情绪？

此种表现为退化现象，是指个体在遭遇到挫折时，表现出其年龄所不应有的幼稚行为反应，是一种反成熟的倒退现象。当人长大成人后，本来应该运用成人的方法和态度来处理事情，但在遭受外部压力和内心冲突而不能处理时，退回到幼稚行为，产生依赖，想要周围的人都以自己为中心，以使自己感到舒服、安慰，这种现象在各年龄阶段均可看到。这是因为患者经此变故，精神上受到打击，害怕再负起成人的责任及随之而来的恐惧和不安，而退行成孩子般的依赖。退化现象严重者，需要心理咨询师矫正，因为退行作用毕竟是一种逃避行为而不是面对困难解决问题，况且不成熟的行为会把困难加重。

201. 如何排解"我没有做过任何坏事，为什么让我得癌症"？

一些癌症患者总爱说"我一生没做过坏事，怎么就得了这个病"；还有的患者会说"为什么我会这么倒霉，得这种病"。这些患者把疾病和道德、命运联系到一起。其实，这种联系是没必要，也是不符合科学道理的。癌症是一个非常复杂的疾病，与环境污染、饮食习惯、家族情况等有关，每一个人都有可能罹患，同高血压、糖尿病、脑血管病一样，并非与命运、运气、道德有关，因此患者要正确认识疾病发生的客观原因，不必陷入过度自责或自怨心理之中。

202. 如何缓解"我经常觉得愤怒"的情绪？

首先要考虑自己愤怒的原因是什么，为什么会导致自己愤怒。自己的愤怒是否有合理的解释，还是莫名愤怒。是跟疾病有关，愤慨老天不公，让自己罹患疾病，还是其他的事情，与自己的性格有无关系等。当愤怒的情绪陡然出现时，可以尝试以下办法加以控制：

（1）躲避法：想办法脱离生气的环境。

（2）转移法：漫步、看书、听音乐、看电视或做别的事情。

（3）释放法：找个不妨碍他人的地方，大喊大叫一通。

（4）诉说法：向自己信赖、也善于倾听的人，倾诉。

（5）静思法：用第三人的角度审视自己是否不够理智，尽量稳定自己情绪。

（6）安慰法：找个合适的理由，进行自我安慰。

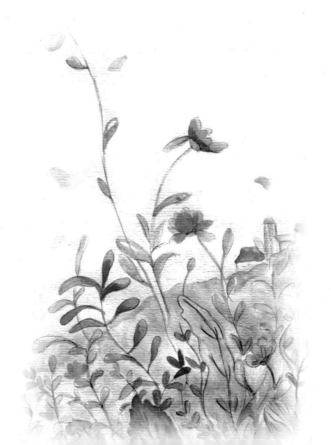

（7）忘却法：不去回想引发生气的事，尽快忘掉。

203. 不愿去医院就医，害怕听到坏消息，怎么办？

这是一种否定存在或已发生事实的潜意识心理防卫术，它是最原始最简单的心理防卫机制。儿童闯祸后用双手蒙住眼睛、人在遭遇突发事件时像鸵鸟一样"眼不见为净"的行为，为"否定作用"的具体表现。这种防卫术能使个体从难以忍受的思想中逃避，也同样可借此逃避个体难以忍受的愿望、行动、事故，以及由此引发的内心焦虑。有时否定的心理防卫机制是一种在心理压力中保卫自己的感受，或给人多一点时间做考虑与做决定。因此，一定程度上，可以允许患者存在否定这种心理防卫机制。但是，否定时间过长，也会妨碍人们对问题的适应，因为其机制是用躲避问题代替面对问题。因此，患者还需要进行自我心理调适，正视和面对疾病这个问题。

204. 患者如何才能尽快回归家庭、回归社会？

在经过一段时间的治疗后，疾病或是治愈，或是进入到一个稳定的状态，患者就会面临下一个问题，即如何将"患者"这个角色顺利转变回"爱人""父/母""子/女""同事"等角色。患者可能会闷在家里怕见人，也怕跟人聊有关疾病的话题，别人太关心会觉得是可怜，不关心又会认为别人冷漠。而这种固守自封的状态会让患者越发孤独，甚至还会增加恐惧感，对康复是大大不利的。患者应该试着去敞开心扉，首先从与伴侣、亲人、朋友倾谈开始，对亲朋好友说出心中的希望与恐惧，这种沟通能够获得理解与支持，回归到家庭爱的怀抱中。接下来，患者应该主动走进社会，可以参加一些团体活动，如病友俱乐部、兴趣爱好俱乐部等，抗癌明星的榜样作用、与病友间的沟通与交流、丰富的文体活动等，这些社会支持都会减少孤独与恐惧感。再加上善于进行自我心理调节，患者就可以逐步回归到正常的生活中去，并且拥有积极、向上、乐观的生活态度。

205. 怎么克服对死亡的恐惧？

其实，癌症不过是一种慢性病，只是程度较重罢了。带癌生存数年、数十年的人不在少数，恢复痊愈的也有。癌症的治愈，除了医生和药物外，更主要的是要靠自身抵抗力、免疫力和自愈力。如果一听是癌症就忧心忡忡，恐惧死亡，反而会影响自身的免疫力，甚至加重病情。如果安然处之，放下心来，保持精神生命和自然生命良性互动，病情反而会减轻，恢复和治愈的可能会更大。首先自己要有希望，才会有希望。

退一万步说，人生自古谁无死？一位哲学家说得好：每个人都是"不按自己的意愿而生，又违背自己的意愿而死"。生命有始有终，有出生，就有死亡，生命的周期不可逾越，每个人都要走完自己的人生。生命的最后一程怎么走完，往往也是身不由己。不如我们顺其自然，放松下来。有一位患者，得知自己患了癌症之后，还活跃在大学的讲坛上。她战胜了自己，坦然面对，在课堂上向她的学生告别，发表了一篇"变暗淡为辉煌"的留世之作，人人敬仰。还有一位患者，几次病危，几次住进重病监护室。朋友们干脆，就在这个时候把挽联和悼词，先念给他听了。活着的时候，就看见自己的"盖棺定论"，也是人生一件幸事。而且，生命达到了一种超然自逸的境界，这是生命的一种智慧。是的，生命的最后一程，既然人人不可避免，又为什么要恐惧呢？何不走得平和点儿？何不走得潇洒些？何不走得有尊严呢。

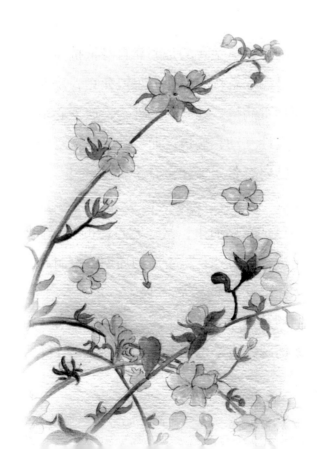

五、功能康复篇

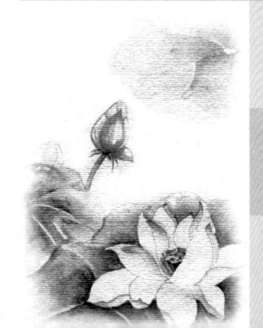

206. 为什么有些宫颈癌患者会携带尿管回家？

宫颈癌根治术范围较大，除了单纯切除子宫外，有些患者还会切除部分的宫旁组织及阴道，甚至还有盆腔淋巴结的清扫和（或）腹主动脉旁淋巴结清扫。在这个手术区域里，不仅有子宫，还有膀胱和直肠，不可避免地会损伤某些支配膀胱和尿道的神经。因此，患者的膀胱功能或多或少会受到一定程度的影响。大多数患者会在术后 7～10 天便可恢复膀胱功能，顺利拔除尿管。但也有一小部分患者在拔除尿管后不能自主排尿或者是排不干净尿，这些都是暂时性的。一般来说，当患者其他情况恢复良好，已达到出院指征时，医生会让患者先行出院，回家后逐步恢复膀胱功能。因此，患者便会出现携带尿管回家的情况。

207. 携带尿管回家后，应该怎么护理？

患者住院期间携带尿管，护士会根据护理常规结合患者自身特点给予护理。回家后，需要患者自己护理。自行护理的方法是：

（1）患者在家可以躺在床上，臀下垫便盆，用温开水进行冲洗，一天 2～3 次即可。冲洗前，患者家属应洗净双手。冲洗的同时，可以使用干净毛巾简单擦拭外阴部，清除分泌物。有条件的家庭，可以在药店选购碘伏消毒液及无菌纱球或无菌纱布，冲洗完毕后，用无菌纱球或纱布蘸取适量碘伏消毒液，分开小阴唇，用纱球消毒尿道口，预防泌尿系统感染。

（2）为了避免感染及尿管阻塞，每日应该多饮水，饮水量应保证至少 2000 毫升，以增加排尿量；每日尿量至少维持在 1500 毫升，以稀释尿液及达到自然冲洗尿道的作用。

（3）为了防止尿液倒流发生的感染，在家活动期间一定要将集尿袋的位置固定在尿道口以下。千万不可以放置地上。

（4）为了减轻患者活动时的负担，及时倾倒集尿袋中的尿液，这样做也可以在一定程度上预防感染。

（5）导尿管与集尿袋接头应保持密闭，以防被污染。

（6）导尿管和集尿袋管子不可扭曲或受压，以防阻塞。

（7）常规情况下，导尿管每月更换 1 次，集尿袋每周更换 1 次。患者应去正规医疗机构更换。

208. 携带尿管期间，常见哪些异常情况，应该如何处理？

患者携带尿管期间，由于护理不当或者其他原因，可能会发生一些异常情况，常见的异常情况有：

（1）尿路感染：主要表现为尿频、尿急、尿痛，膀胱区或会阴部不适及尿道烧灼感，严重者可出现尿液混浊，肉眼可见的血尿，甚至出现低热等症状。产生尿路感染的原因很多，可能是患者居家护理的时候没有完全按照无菌操作，或者是未保证引流系统封闭，或者患者液体摄入量不足以及免疫力低下等原因。轻症患者可以采用规范冲洗尿管时的无菌操作，保证饮水量等方法解决。重症患者，因去医院积极治疗。

（2）尿管脱出：尿管从尿道口滑出。这可能是因为水囊破裂或患者从事腹压过大的活动有关。患者应保留脱出的尿管，将其带到正规医疗机构，观察尿管是否完全脱出，以及根据医嘱重新插入尿管。

（3）尿管堵塞：感觉憋尿，但是没有尿液从尿管中流出。

（4）漏尿：尿液自尿道口流出的现象。

209. 携带尿管期间如何注意个人卫生？

患者携带尿管回家应该格外注意个人卫生。因为携带尿管时，女性的尿道口与外界相通并处于持续开放的状态，容易滋生并感染细菌。

（1）一天2~3次外阴冲洗。

（2）在排便后，患者也应该对阴部、尿道口和肛门周围进行必要的清洁。

（3）及时更换内裤，保持内裤清洁干燥。

210. 回家后尿管会脱出吗？

尿管之所以能够在尿道中保留一定的时间而不会滑脱，是因为尿管有一个水囊固定在尿道内口。因此，除非尿管水囊发生破裂，一般情况尿管不会滑脱。

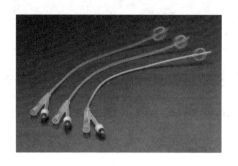

211. 为什么携带尿管仍然有尿漏出？

患者携带尿管期间出现尿液从尿道口流出的现象，这个问题给患者带来了痛苦。分析漏尿的原因主要有：

（1）腹压增加：由于患者插了导尿管，导尿管刺激膀胱及尿道，并向会阴、尿道外口放射，患者无法忍受，腹压增加，形成了急迫性尿失禁，尿液便从尿道口流出。

（2）尿管的型号选择不合适：一般成年女性选择 16~18 号的尿管。但是如果患者的尿道括约肌松弛，或者选择的尿管较细都有可能出现漏尿的情况。

（3）尿管堵塞：尿管堵塞后，膀胱中充盈着尿液，会造成膀胱内压力过大，从而导致尿液从尿道口溢出。

（4）气囊问题：现在的尿管固定均采用水囊固定的方法，如果水囊出现注水不足或者漏水的现象，就可能使尿管不能与尿道的内口很好地贴合，进而出现漏尿的现象。

212. 携带尿管出现漏尿应该怎么办?

当携带尿管出现漏尿时,患者不用过分紧张。护理人员会综合分析引起漏尿的原因,并做出相应的处理。患者需要在携带尿管期间注意保持尿管的通畅,充分饮水,定时更换集尿袋,尽量避免一些容易增加腹压的行为,如打喷嚏、便秘等。通过医务人员的共同努力一定可以解决这个问题。

213. 为什么自觉憋尿,但是尿袋里没有尿,应该怎么办?

如果患者发现尿袋中没有尿,但是却觉得很憋,多数情况下是因为尿管堵塞了。发生尿管堵塞的原因主要有以下三个方面:

(1)人为原因造成导尿管堵塞:观察尿管是否通畅,是否出现打折、受压的现象。

(2)尿液原因导致尿管堵塞:患者应回忆近期是否发生了尿中有血块、组织碎片、尿液浑浊等情况。

(3)导尿管水囊过度注入液体使尿管在水囊部变细。

因此,针对不同的原因进行处理。首先患者应该检查是否有管路受压、打折的情况,如果排除以上原因,那就是因为尿液的原因导致的堵管。这时可以适当挤压一下尿管与集尿袋连接处的膨大部分,一些小的血块或絮状物可能可以排出。但如果上述方法仍然不行,这时应该到正规医院,有专业的护理人员给予解决。

214. 如果需要带着尿管出门，应该怎么做？

在携带尿管期间，患者需要出门进行必要的社交活动。而且社交活动对于患者的身心恢复都有很大的帮助。但是，许多患者会因为携带尿管羞于出门。这种想法非常常见，但是并不科学。如果患者需要携带尿管出门，可以注意：

（1）将尿袋固定在尿道口以下。

（2）为了避免暴露尿袋，可以选择相对宽松的裤子或者是长裙，将尿袋固定在裤子或裙子的内侧。

（3）如果患者出行的时间不长，也可以选择将尿袋放在一个随手的提包中。注意，提包的位置一定不可太高，不可超过尿道口的高度。

215. 什么是残余尿？如何测量残余尿？

残余尿是指一次正常排尿后存留在膀胱内的尿液量。它是衡量患者膀胱功能的一个重要指标。残余尿量的测定有两种方法：导尿法和 B 超检测法。导尿法是一种侵入性操作，在操作的过程中，可能会给患者带来疼痛、不适、恐惧感。目前，随着医疗技术和舒适护理服务的发展，很多医院都使用膀胱容量测定仪来测量患者的残余尿量情况。使用该仪器，只需要在患者的下腹部膀胱区涂上耦合剂，将测定仪的探头放在膀胱的体表位置上进行扫描，仪器便可以在数秒内显示出膀胱的容量值。

216. 如何配合测量残余尿？

测量残余尿是衡量膀胱功能是否恢复的重要标志。患者测量残余尿的时间应该在拔除尿管 6 个小时后。如果拔除尿管后立即测量残余尿量则不能反映出膀胱功能是否恢复。为了准确反映膀胱功能恢复的情况，建议患者在拔除尿管后，正常饮水，千万不能因为害怕测量不合格而不喝水。因为刚刚拔除尿管，尿道也需要尿液的自然冲刷以预防感染的发生。只有多排尿才能达到自然冲刷的目的。测量残余尿前，患者需要充分排空膀胱方可测量。

217. 什么是残余尿不合格？

残余尿量是存留在膀胱中的尿量，如果存留尿量过多，可导致膀胱过度膨胀和永久性器官损伤。因此，残余尿量要保持在一个合理的范围内。目前来说，临床上认为残余尿量≥100 毫升为不合格。大多数宫颈癌根治术患者膀胱功能均能在 7~10 天的时间里恢复。但是，研究也发现，患者膀胱功能异常的严重程度与宫颈癌手术的范围及彻底性有关，即手术范围越大、越彻底，则越容易导致术后出现排尿异常，当然，也和患者术前的膀胱功能状态相关。因此，患者也没有必要去和其他患者比较，毕竟每个患者的病情不一样，有很大的个体差异，在疾病恢复中也存在一定的差异。作为患者需要做的就是积极配合医生的治疗，早日康复。

218. 出现残余尿不合格怎么办?

宫颈癌根治术后由于各种原因导致患者膀胱功能受损,进而引起残余尿不合格的现象,都是暂时性的。患者应该根据医生的要求完成后续治疗和康复。多数患者会被要求重新插导尿管。此外,患者亦可以遵照医嘱去正规中医院进行针灸治疗。

219. 反复测量残余尿均不合格,应该怎么办?

临床的确存在一些患者,反复测量残余尿均不合格,这是很特殊的现象。对于这种情况,患者及家属不必过分的紧张。因

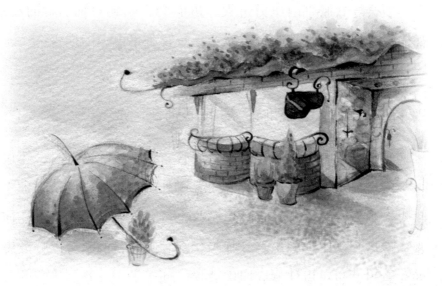

为，根据多年的临床经验来看，到目前为止，还没有出现过任何一个患者因为宫颈癌手术而需要终生携带尿管的情况。所以，器官功能的恢复需要一定的时间，患者应该放松心情，积极配合医生的治疗。

220. 残余尿不合格，可以不插尿管吗？

如果患者出现残余尿不合格的情况，应该重新插尿管。但是由于患者总是过分担心长期留置尿管容易导致泌尿系感染，而且也担心会永远都将带尿管生活，故而害怕插尿管。特别是对于部分多次测残余尿均不合格的患者来说，反复插尿管的不良刺激对患者身心都有很大的影响，同时也给患者的生活带来极大的不方便。因此，患者通常会拒绝插尿管。但是，重新插导尿管的目的也是为了更好地促进膀胱功能的恢复，如果膀胱内积存的尿液过多，便会导致膀胱内压力过大，进而会影响到膀胱上游的器官，如输尿管、肾脏。甚至有可能会导致肾脏不可逆的损害。

221. 拔尿管会疼痛吗？应该如何配合？

当患者病情允许后便可拔除尿管。护士拔除尿管时，建议患者一般选择平卧位，两腿分开，暴露外阴部，放松心情，护士先将水囊中的无菌生理盐水抽尽，这个过程患者基本不会有任何感觉。然后，护士会嘱患者深呼吸，深呼吸的目的是可以分散患者的注意力，也可以使盆底肌肉放松，便于护士拔管。拔管的过程很快，1秒左右的时间，这个过程患者可能会自觉有些疼痛，但均可耐受。这时尿管便已经拔出。

222. 拔除尿管后，出现小便带血或尿道口疼痛怎么办？

拔除尿管后，可能会出现尿带血或者尿道口疼痛的现象。这与长期携带尿管，尿管的刺激或拔尿管时尿道黏膜轻度受伤有关。对于这种情况患者不必过分担心。一般情况下，通过多喝水、多排尿这些症状均可得到一定的缓解。通常要求患者至少喝水2000毫升以上、排尿1500毫升以上。如果出血增多或者疼痛加重，同时伴有尿频、尿急、发热等不适，患者应去医院及时就诊。

223. 患宫颈癌后还可以进行性生活吗？

患宫颈癌后，患者常由于各种顾虑，存在一定的性生活障碍。有些患者认为，自己患宫颈癌就是与性生活有关，在患病后拒绝正常性生活。要更正的观念是：宫颈癌不是性传播疾病，宫颈癌的发生与**人乳头瘤病毒**（HPV）感染有关，虽然性生活是传播HPV病毒的一种方式，但并不是唯一方式，而且，也不是说HPV阳性就一定会发展为宫颈癌。因此，正常的性生活与宫颈癌之间没有必然的联系。所以，宫颈癌患者并没有禁止性生活

HPV：是人乳头瘤病毒缩写，是一种球形DNA病毒。

的必要。当然，在性生活的过程中，适当的保护措施对预防宫颈癌是有一定的帮助的。

224. 进行性生活会引起疾病复发吗？

宫颈癌患者排斥性生活，还有很大一部分的原因是害怕疾病复发。患者认为在性生活的过程中，宫颈或阴道局部不断受到刺激，会诱发疾病，这种观点是错误的。宫颈癌患者恢复正常的性生活不但不会引起疾病的复发，反而会对患者有所帮助，尤其是宫颈癌放疗后的患者，为了防止阴道粘连，还应该提倡性生活。只是需要注意的是，不洁的性生活与宫颈癌有一定的关系。因此，夫妻性生活的时候，可采用避孕套。

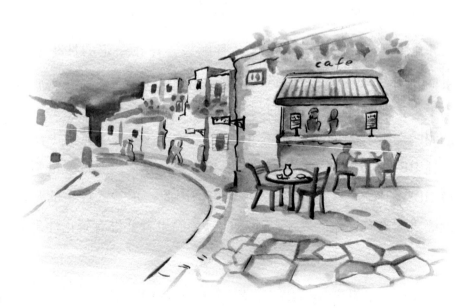

225. 手术后性欲明显减退怎么办？

肿瘤患者虽然对性交的兴趣降低，但对相互身体亲密接触的欲望反而会增强。夫妻之间的性行为没有统一的正确与错误标准，性交也不是人类唯一一种正常的性行为，非性交的性高潮，如通过身体爱抚而出现性兴奋获得性满足也是正常的。同时性行为绝不是阴茎-阴道性交这一种方式，任何可获得性快感的性行为都可以进行。

226. 手术后出现了性交痛怎么办？

宫颈癌手术治疗切除范围广，除了全子宫的切除，也包括阴道的1/3，这样便导致一些患者在术后出现性交痛，当阴茎稍微插入深一些，便可引起疼痛，这也是术后患者不愿意过性生活的一个重要原因。为了克服这种情况，患者可以改变性交时的体位以避免不适，可以在女性大腿（股）内侧涂上水溶性润滑剂，并保持内收状态，这样可以给男性以进入阴道较深的感觉。另一种替代的方法就是男性从后方插入阴道。

227. 放疗出现性交困难怎么办？

宫颈癌患者放疗时可引起阴道上皮变薄，阴道干燥、粘连而出现性交困难，对此可以用手或扩张器等使阴道扩张，可以鼓励患者在使用水溶性润滑剂后尽早同房。切除双侧卵巢的患者，不管年龄大小，都可产生绝经后的症状，阴道的润滑性都会降低，阴道黏膜也会发生萎缩性改变，这也会引起性交不适感或妨碍性功能，患者可在医生的指导下服用激素类药物克服这个困难。

228. 患者的丈夫在性生活方面应该如何做？

宫颈癌患者经过治疗后，完全满意的解决性功能障碍一般是不可能的。那么，配偶双方对术后性器官变化的认识和态度对于今后性生活是否满意以及和谐的性生活起到了非常重要的作用。作为患者的丈夫，一定要让患者感到有一个最亲密的人和她在一起与病魔斗争，以增强患者战胜疾病的勇气和斗志。一般来说，当患者明确诊断宫颈癌后，性生活处于停止状态，但治疗完成后，患者又会重新开始性生活，而且大部分患者可以通过与性伴侣的相互适应，达到稳定的性生活状态。

229. 患者什么时候可以开始性生活？推迟时间对于疾病的恢复有好处吗？

宫颈癌治疗结束后 3 个月可以开始，放疗期间禁止性生活，防止盆腔感染及出血。对于防止女性阴道萎缩有帮助，适当的性生活对于患者的身心都是有益的。推迟性生活并不能对疾病的恢复有任何的影响，如果患者身体情况允许，完全可以进行性生活，对于维护家庭关系也有很大的帮助。

230. 切除了卵巢就等于丧失了性功能吗？

对于女性来说，卵巢是一个重要的生殖器官，它能够产生卵子和分泌激素。女性随着更年期的到来，卵巢也会逐渐萎缩，进而丧失其功能。阴道是女性的性器官，虽然，宫颈癌根治术的患者手术损伤较大，阴道会较手术前变短，但是，这并不能说明宫颈癌的患者就不具备性功能了。性功能包括了性欲望、性唤起、性高潮、性交痛等方面。对于宫颈癌患者来说，大量的临床研究显示，治疗后患者性欲望减弱、阴道润滑难度加大、性生活次数减少，但是在性生活过程中达到性高潮的能力并没有破坏。因此，患者可以在医生的允许下通过服用激素药物，使用润滑剂等方式帮助自己克服性生活中的困难。

231. 子宫切除后还会有性快感吗？

宫颈癌的患者通常会感觉到自身性功能的下降和性快感的降低，同时性伴侣也同样会体会到性快感的变化，这些变化在一定程度上会使男女双方对性生活的满意度降低。这时就需要男女双方互相适应，互相迁就，采用理解和接纳的态度，以达到和谐稳定的状态。

五、功能康复篇

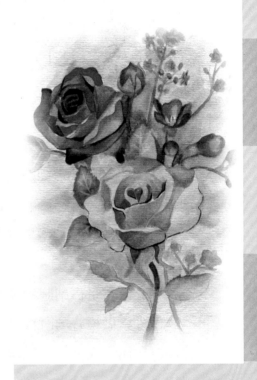

六、日常生活与复查篇

232. 宫颈癌防癌检查需要做什么准备？

到医院进行宫颈癌防癌检查应该注意：

（1）检查在非月经期进行，最好在月经干净 3~7 天内。

（2）检查前 24 小时避免性生活，以免男性精液留在体内影响诊断。

（3）检查前 24~48 小时内不要冲洗阴道，因为阴道灌洗会把一些可能透过切片检查才能检验得到的潜在癌细胞冲洗掉。更不能使用阴道药物（如治疗阴道感染的药剂）、润滑剂或杀精剂，因为这类药物会影响涂片样本，覆盖不正常的细胞。

（4）阴道内诊要等宫颈 TCT、HPV 检查做完后再做。

（5）如果患有妇科炎症，要先治疗炎症后再做检查，以免涂片中充满大量白细胞和炎症细胞，影响诊断效果。

此外，做检查的时候一定要放松心情以平常心对待，因为紧张的时候阴道和宫颈的肌肉会收缩变小，医生取样的时候就会变得困难，而且自己也会觉得不舒服。

233. 人乳头瘤病毒感染后怎么办？

人乳头瘤病毒（HPV）的感染与很多因素有关，患者体检时发现 HPV 病毒阳性也不必特别紧张，应该到专业医疗机构听从医生的建议进行治疗。在日常生活上，应该注意个人卫生，性生活时应做好必要的保护，平时保持好心情，锻炼身体，增强免疫力。

234. 宫颈癌患者可以使用化妆品吗?

目前研究显示,宫颈癌的发生及其以后的复发,与某些或某种类化妆品无关。因此,患者可以不用过分担心化妆品对于疾病的危害。但是应该提醒患者的是,不管选用什么化妆品,应该是正规厂家生产的合格产品,一些"小广告"等均是不可信的。女性患者在患病后,依然可以保持优雅的仪表仪态,依然可以放心享用自己的化妆品,让自己变得更美。

235. 如何选择假发?

买假发与买其他产品是一样的,要进行挑选。那么如何来挑选假发产品呢?下面给大家一些挑选假发产品的建议。

(1)大小尺寸要合适,假发的鬓角位置是否正好与自己的鬓角吻合,否则会引起头皮不适。

(2)假发材料一般有三种:一种是真发假发,价格贵,不太适用于生活当中;一种是人造发,主要是化纤丝,价格便宜,但效果略差;第三种是化纤丝和真人发混合的,价格比较适中,而且很逼真。

(3)假发套的底胚(机制头发的那一层底),最好是透气性能好的、不甚光滑的薄织物为好。很光滑的底子,不容易在头上戴稳。

（4）看工艺质量

全机制工艺：所有的生产流程都是机器加工而成，优点成本较低，逼真度不高，透气性差。局部手织或者半手织，逼真度高，透气性好，性价比高，适合春、秋天，中档消费。

全手织工艺：采用仿真头皮，轻薄，逼真，透气，舒适。

此外，选择假发也要与肤色协调。应尽量选择与自己发色相同或接近的颜色。肤色白应选择棕黄色、浅褐色假发；肤色黑应选择黑色、棕黑色假发；肤色黄应选择栗色、深褐色假发。挑选好了假发，患者不仅可以在脱发期佩戴，以后新的头发长出来后也可以继续佩戴。通过简单的选择，改变自己的形象，提高生活质量。

236. 如何对假发进行护理？

在使用假发时，会有些患者不知道该如何打理，这样不仅影响了自己的形象，也导致假发的使用寿命缩短。在假发使用的过程中，如果出现打结的情况，千万不能大力去梳，否则可能会导致假发脱落。最好是购买专用的假发保养液，喷上再梳理。假发最好不要使用发胶或者定形水，否则使用过后清洗会很麻烦，而且容易使假发受损。如果假发确实需要清洗，记得最好不要用普通的洗发水来清洗，建议使用专用的保养液。长的假发应该将其分成几缕来打理，这样，效果会更好，如果需要将假发扎起来，不要扎得太紧了，否则容易出现脱发的情况。扎的时候，先轻轻地扎好，然后可以再用力拉。平时不使用假发的时候，不要随便乱放，最好用一个假的道具把假发收起来，这样在下次使用的时候，就不会出现打结的现象了。

237. 应该如何护理头皮？

（1）按摩头皮：经常按摩头皮，可以促进毛发生长。

（2）保护头皮：人体的头皮在发生脱发时或脱发后最容易受到损伤，因此，我们要加强对头皮的保护。一般可以在外出时戴帽或围上头巾，尽量不接触太热或太冷的天气，不让头皮接受阳光的暴晒或吹冷空气。

（3）头发防晒：使用防晒油，通过戴帽子、围巾等来保护头发，防止太阳照射。

（4）养护头发：应使用含蛋白质的软性洗发剂，更好养护头发。使用软的梳子，在梳理时避免用力梳理。如果必须用电吹风，用低温一档；不要用发卷做头；不要染发或定形；剪短发，短发会使头发看上去要浓密一点，即使脱发也易处理。

238. 头皮发生瘙痒应该如何护理？

使用去头痒、头屑的洗发水，如果是药用去头痒洗发水一般选择使用含酮康唑（如复方酮康唑发用洗剂）的洗发水。如果是使用普通去头痒洗发水，不要较长时间使用，建议定期更换品种。洗头次数不要太频，防止过度清洁。头皮按摩可促进血液循环，对去头痒改善头皮的新陈代谢有一定的作用。总的原则是动作轻柔，以指腹按压、按揉，使头皮感觉到轻微的压力感为宜，按压顺序从两侧发际线到头顶部到后脑再到枕部。

239. 康复期如何安排日常生活？

肿瘤是一种慢性疾病，特别是对于宫颈癌的患者来说，早期宫颈癌患者的 5 年生存率很高。因此，经过正规治疗后，患者还有较长的一段时间是带瘤生存。在这段时间里，患者应该认真思考自己接下来的人生。应该说，保持乐观向上的生活态度对于疾病的康复非常有帮助。不惧怕疾病也不轻视疾病，发现问题积极应对解决，用良好的心态战胜病魔，这时患者在康复期最需要注意的问题。患者在康复期可以根据自己的状态，适当安排一些出游，约三五好友，聊聊以往的生活，让以往繁忙的节奏慢下来，

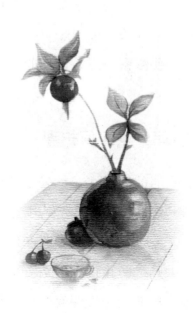

给自己一定的空间重新适应自己、接纳自己，迎接新的生活。

240. 康复期可以乘坐飞机吗？应该注意什么？

宫颈癌患者原则上可以乘坐飞机。但是为了预防下肢淋巴水肿的发生，建议患者乘坐飞机的时间不要太长，条件允许可以在飞行途中活动一下，或者乘坐飞机时可以穿上弹力袜，以促进淋巴液的回流，预防淋巴水肿的发生。

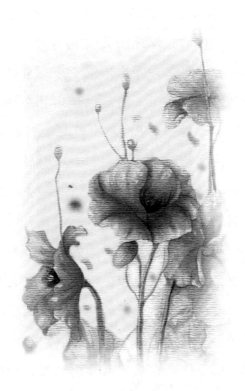

附录：肿瘤患者谈抗癌

生命——在挫折和磨难中崛起

孙桂兰

生命和癌症纠缠

那是 1995 年 8 月，我在洗澡时发现右乳下有一肿块，医生让马上住院手术治疗。我清楚地记得，那天他从医生办公室出来，他的眼睛红红的，像是刚哭过的样子。我问他医生怎么说？我的爱人不回答，眼泪却哗哗地流下来。当时我就全明白了，担心、恐惧的结果被证实了。随后做了右乳全切手术，病理切片是髓样癌，腋下淋巴转移 7/8，属中晚期。髓样癌是由低分化瘤细胞组成的边界清晰的一种乳腺癌，是一种特殊类型的浸润性乳腺癌，这种癌症在所有乳腺癌中只占 5%～7%。医生说这种癌症的早期症状常不明显，很多患者就诊时肿块已较大。

得知这样的结果，犹如晴天霹雳，我轰的一下昏了过去。茶不思，饭不想，整天以泪洗面，不管做什么、想什么都和死联系在一起。由于此前不久，家里的两位老人因肺癌先后去世，我深知癌症的可怕，可怎么也没想到，我的生命会和"癌"纠缠在一起。委屈、绝望使我在病床上号啕大哭，感叹自己的不幸，一时恐惧、焦虑、悲观的情绪像一座大山压得我喘不过气来。

接下来的大剂量化疗让我苦不堪言，化疗产生的不良反应使我面目全非，满头的长发一根不剩，严重的呕吐使我水米不能进，身体极度虚弱，走路都需要人搀扶，白细胞也只有1000（10×10⁹/L）多，打升白针都不管用。确定4个疗程的化疗，我连一个疗程也没坚持下来。当时情绪糟糕到了极点，我在想命运对我怎么这样的不公平，"我这么严格要求自己，怎么老天还不长眼，还让我得病。"我把自己包裹起来，谢绝了所有人的探望，不愿让人看到自己得病的样子，情绪极度低沉。从前，即使发烧也强撑精神抖擞，此时我依然不服输，这背后的隐语则是无视身体真实的反应。"病就像一个保护伞，使患者不去正视心理问题。看起来很坚强，实际上是用外在的壳把内心包得严严实实，不愿暴露脆弱的一面"。难道我的生命就此了结，就如此短暂？

但是，内心的真实感受还是会在独处时跳出来。早晨人们匆忙上班，我在窗前站着看着，体会到从未有过的力不从心。

在治疗的第一年里，我的身体垮了，化疗做不下去，白细胞到了1000的时候，血红蛋白只有七八克（70~80克/升）。当时心里有种生不如死的感觉，太难受了、太痛苦了，尤其是化疗，那种难受让我恨不得从楼上跳下去。

我只好住进广安门中医研究院。住院不久，也就是1996年7月，我的骶骨经常疼痛，经放射性核素扫描、X线及CT检查，确诊右乳腺癌骨转移，人生的不幸又一次降临到我的身上。当时医生们断言：我的生存期也就半年。生命真是危在旦夕。我的精神状态简直崩溃，我爱人40多岁的汉子也整日以泪洗面，似乎世界末日到了。

曾经，我习以为常女儿、妻子、母亲、同事、朋友各种身份，默默承受来自工作、生活的压力，从没想过有一天自己的名片会被病历替代，职务变为"病人"。面对人生的变故，精神即将崩溃的同时也激发了我求生的欲望，我反而安慰整日以泪洗面的丈夫要坚强、要坚持。想着丈夫一天到晚为自己着急、担忧而日渐消瘦的模样，看着儿子渴望母亲活下去的眼神，我下决心一定要活下去，一定要和癌症斗争到底。

但生命将走向何方？我并不清楚。转机发生在抗癌乐园，那个充满健康快乐的癌症病人的组织里。

走出阴霾，与癌共舞

来到抗癌乐园，这里和医院一样聚集着众多癌症患者，令我惊讶的是，很多患者比我还严重都活下来了！走出阴郁灰暗的自我世界，我看到得了癌症还能活得那么积极向上，那么豁达乐观。当时一下把我感染了！他们那种精神面貌、乐观的心态对我震动太大了！人家活得真轻松、真潇洒！我突然发现人还可以这样活。

触动之后，我开始回忆思考自己生病的前前后后，从前的我活得太累、太较劲，太计较得失。在单位，我卖力地工作，不长级心里不平衡，长到一级半才安心。有时候发烧了，到了单位就假装没生病，让人觉得我总是精神饱满。身体不舒服，也不能让大家看到我懒洋洋的样子。那时候的心态是不自然的发展。

抗癌乐园的老师们用自己的亲身经历、用集体与癌魔斗争的事迹、用癌友们一个个战胜癌症的事例，帮我走出了精神的低谷。乐园的领导还语重心长地对我说："要相信科学，接受现实，调整心态。每一个人得知自己患了很重的癌症，都会有悲伤、恐惧和绝望，但要尽快改变心态，振作起来，采用中西医结合的治疗方法，还有一点很重要，就是要刻苦练习抗癌健身法。郭林老师创编的抗癌健身法是被很多癌症患者采纳的最好的体能锻炼方法。把中医、西医和气功三者结合起来，大多数人都可以活，可以活得很好！"抗癌乐园老师们的真诚帮助和鼓励，癌友们乐观拼搏的精神都深深地震撼了我的心灵。

"40岁该有的竞争压力我没有了，孩子学习我不用操心了，提前享受退休生活，无忧无虑。我这么想把一切都放下了，开心了，自在了。"如果按照生病前的思维，我肯定体会不到这么美好的病后生活。

"40岁提前享受70岁人的待遇。"这是我对当时生活的概括。每天晚上9点左右睡觉，早上6点起来进公园练习抗癌健身法，12点回家先生已经把菜买好饭做好。下午3点再去公园，5点回家。我不再凄凄哀哀，而是静下心来将所有精力放在治病、吃药、练功上。在北京龙潭湖公园的双亭桥练功，桥下是碧波湖水，湖边柳树掩映，静心练功，我体会到从未有过的充实、开心。

整整5年，在北京龙潭湖公园的湖畔，我顽强刻苦地习练抗癌健身法，不论刮风下雨、酷暑严寒从不间断。记不清有多少个寒冷的早晨，厚厚的白雪覆盖着整个公园，我冒着刺骨的寒风，踏着厚厚的积雪，一步一个脚印的习练着，前进着，那雪上轻轻的脚印，就仿佛是我生命的足迹，永不停歇的前进。

至今，我已经和癌症抗争较量了 20 年。在这场斗争中，我过多地品尝了人生的酸甜苦辣，亲身体会到患了癌症后的恐惧和绝望，体会到克服和战胜癌魔的愉悦和欢快。在和癌症的抗争中，自己不但克服了癌症给自己带来的恐惧和痛苦，也使自己的思想感情得到了升华。

回馈社会，蝶变新生

在大家眼中，抗癌明星们是一群飞过荆棘的美丽蝴蝶，蝴蝶在穿过荆棘的途中，有的被困难吓退了，最终被疾病夺去了生命；有的成功穿过了荆棘，成为最美的蝴蝶，让癌细胞在他们的生命面前望而却步。

癌症在普通人眼中意味着死亡，但对于我则意味着重生。漫长的抗癌经历，让我深深地感到精神不倒的强大威力。生命总是在挫折和磨难中崛起，意志总是在残酷和无情中坚强。我要用自己的亲身体会和微薄之力回报社会，帮助在迷茫徘徊的癌友们克服心理障碍，树立与癌斗争的必胜的信心和勇气。

我探访病友，鼓励他们树立治下去的勇气，从容面对人生，要有良好心态。我常对癌友讲"精神不垮，阎王对你没办法；精神垮了，神仙也没有救你的好办法。"使他们学会了用笑脸迎对厄运，用勇气战胜不幸。有位癌友感动地把我称为"引上抗癌之路的启蒙老师"。如今北京抗癌乐园的癌友生存超过 5 年的已达 80%。

2000年，我所在的龙潭湖公园来了一位名叫黑屹的病友，她患的是弥漫型非霍奇金淋巴癌，已全身扩散，骨骼从头到脚几十处受侵，双肾、双乳也受侵，万念俱灰，没有勇气活下去了！当时，我也为她着急，及时地安慰她，帮助她，用自己抗癌的亲身体会告诉她癌症≠死亡；用抗癌乐园病友的事例鼓励她走出精神上的低谷，帮她树立起和癌症斗争的勇气和力量，并多次去她家看望她。癌症患者之间的交流是坦诚的，是亲切的，有时比亲人和医生的力量还大。从此，她的情绪变了，走出医院，走进抗癌乐园，从容面对人生，学会了用笑脸迎接厄运，用勇气战胜不幸。自己康复了，还要帮助他人康复，这是我们抗癌乐园的一项基本要求。

　　通过20年和癌症抗争，我深切体会到"癌症≠死亡"这句名言不是标语口号，而是一种科学的态度和对癌症的认知。人，不论是什么人，得了病都会死的，因病死亡是自然规律，但是有一点，我们不能让病吓死。癌症是可怕的，但是得了癌症精神垮了更可怕。我认为癌症在治疗和康复过程中，最关键的一条就是要有健康的心理。患了癌症，恐惧、悲观、绝望是人之常情，但不能总在焦虑、恐惧中度过，要敢于面对现实，寻找最佳的抗癌方法。我们北京抗癌乐园所主张的"以健康的精神为统帅，以自我心理调节为先导，首选西医，结合中医，坚持抗癌健身法锻炼，讲究饮食疗法，注意生活调理"的抗癌模式，已成为当今人类战胜癌症的最佳选择。北京抗癌乐园所提倡的"自强不息，自娱自乐，自救互助"的三自精神，已经鼓舞海内外众多癌友找回欢乐、找回健康，成为一种永恒的力量。

坚持康复"五诀" 乐观拼搏抗癌

岳鹤群

我今年80岁，1993年12月诊断为直肠癌，1994年1月在广西医科大附院做了根治手术。术后至今一直坚持康复"五诀"，现身体很好。

正确对待，情绪乐观

我原是一名卫生管理干部（原市卫生局长），当得知身患癌症后，同样也产生过恐惧、紧张、焦虑、悲观的复杂心理，心神不定，寝食不安，抱怨自己带病工作辛苦一辈子，"文革"中又遭长期迫害，退休了应该享受幸福晚年的时候，灾难偏偏降到自己头上，觉得太不公平，整日猜测自己还能活多久，因为癌症毕竟是当今威胁人类健康和生命的第一杀手。后来一想，这样下去不是办法，应该面对现实，很快调整了心态，及时地从愁闷中解脱出来，相信现代医学是不断发展，人类在不久将来有可能战胜癌症，特别是当前癌症基因研究已取得重大进展，癌症已有机会获得治愈，目前也有不少战胜癌症的治疗方法，如手术、化疗、放疗、中西医结合治疗。现实生活中也有不少患者通过综合康复治疗病情稳定，生活充实，情绪乐观，坚持工作，他们是生活中真正的强者，有的已生存了一二十年。从我自己来说也具有一些有利条件，如退休后没有工作压力，医疗、家庭环境尚好，只要坚定信心，坚持抗癌的毅力与恒心，听从医生指导，情绪乐观，积极治疗，平衡饮食，适度运动，就一定能取得好的治疗效果，早日康复不是不可能的。

从此，我保持轻松的心境，精神愉快，心态平衡，豁达开朗，善于自乐。在家种植花草，入校学习诗词，外出旅游，访亲问友，陶冶情操，遇事不怒，知足常乐，从不与人比高低，使自己的免疫功能尽快得到正常发挥。1998~2000年我还应聘参加地区行风建设评议工作，深入基层，调查研究，并获得优秀行风评议员的称号。实践使我认识到心理健康是身体健康的基础，良好的心理状态是抗癌康复的关键，而良好的心理是要靠自己的心灵深处的不断转化。

合理膳食，素食为主

有关资料显示，1/3的癌症与饮食有关。过去我饮食不正常，爱吃腊味、腌菜和肉、甜食，不爱吃蔬菜，基本上是"三高一低"（高热量、高脂肪、高蛋白、低纤维素）的饮食结构，经常便秘，这是我后来患冠心病与直肠癌的主要原因之一。经医生指导，在老伴的具体操作下，采用中国科学院食品营养研究所"金字塔"的食物结构，即塔底主要是各种谷物，如面食、大米、玉米、小米、荞麦、红薯等，塔的中部是蔬菜水果，塔的上部是肉类、家禽、水产、蛋类、奶制品，塔尖是脂肪、食糖来配制饮食。

癌症术后康复期，根据医生意见，在上述基础上又做了一些具体调整，坚持早餐吃好（牛奶半斤、鸡蛋 1 个、面包或包子 1~2 个）；中晚餐适度（七八分饱），主食（以大米为主，粗细杂粮搭配）4~6 两，肉类（猪、羊、牛、兔、瘦肉或鸡鸭或鱼虾）2~3 两，蔬菜（随季节市场变化，红、黄、绿、白、黑搭配，如西红柿、胡萝卜、南瓜、卷心菜、西兰花、青菜、豆类、白萝卜、木耳、紫菜、菇类等）0.5~1 斤，水果半斤左右，脂肪（以植物油为主，搭配少许动物油）少许。改变过去偏食习惯，也不忌口。但熏、烤、炸、腌、腊、过夜菜、霉变食品坚决不吃，因为这些食品均含有各种不同的致癌物质。为控制食糖基本不吃零食。每天饮水 1000 毫升以上。执行上述饮食结构，我不但能保持足够的营养，控制自身各种慢性病的发展，血液检查如甘油三酯、总胆固醇等 4 项以及血液流变学检查，基本属正常范围，而且能每天保持大便通畅，体重始终维持在 60 公斤左右，符合自己理想的体重。

适度运动，持之以恒

生命在于运动，锻炼可提高自身免疫功能，而且是容易取得效果且经济方便的方法。但如何根据实际情况选择符合自己的运动方式，我则经历了一番探索。17 年来，我练过一些健身气功、爬山、散步、盘球、练中老年医疗保健操，均收到了一定效果。随着自己年龄的增长，对运动项目也做了一些调整，要求运动适度，不超负荷。早晨我坚持爬山，在山上做医疗保健操共约一个半小时，晚上沿江散步 2 公里，除暴风骤雨外，基本能坚持，睡前按摩脚底，上床做腹部按摩。

从运动中我深切体会到必须要有坚强的毅力和意志才能持之以恒，动作一定要规范到位才能收到良好效果。

平时我也较为注意生活规律，自我保健。按时作息，坚持午睡。上午适当阅读书报，下午参加一些文化娱乐活动，少去环境污染的场所，多去空气新鲜、环境幽雅、绿树成荫的地方。勤洗澡、勤更衣、勤剪指甲、勤开窗换气，预防感冒，吞咽唾液，适度饮绿茶。从不抽烟、不喝白酒。对"七情六欲"喜怒哀乐悲恐惊能自我控制，平静对待。

家庭关爱，组织关怀

我和老伴结婚 56 年，风雨同舟，休戚与共，坎坷一生。她为我辛劳一辈子，本想退休后共度一个幸福晚年，不料我患了直肠癌，使我们又一次经受了严峻的考验。我 3 次手术（其中 1 次是前列腺电切汽化手术并发大出血），除医护人员精心医治外，老伴则用她真挚的爱心，精心照顾，一次次伴随在我的床边，日夜守护在我的身旁，为我擦身，侍候大小便，想我所想，急我所急，以我痛而苦，以我乐而乐。在病房中，不但安排我听音乐、看电视，分散我的注意力，而且根据医嘱为我跑市场配制营养餐，甚至累得病倒也无一句怨言。儿子也日夜轮班守护。在整个治疗康复中，老伴始终是我坚强的精神支柱、得力的营养调剂师、至尊至圣的守护神。她安慰我、鼓励我，在我面前总是谈笑风生，讲知心话，帮我解除心理压力。经常翻阅书籍报刊、看电视，寻觅治疗康复信息，配制抗癌膳食，不因我患癌症增加家庭负担、消耗她的精力而感到烦恼而不快，而是更加宽容体贴和关心，使我真正体会到"疾风知劲草，患难见真情"的真实内涵。

在我手术和康复的过程中，市委、市政府、人大、政协的领导同志在百忙中前来探望，卫生局、医院的领导和医护人员给了我很大帮助和照顾。家庭的关爱，组织的关怀，亲朋的关心，子女的孝顺，我都受到莫大的鼓舞与安慰，"风雨人生路，处处有亲人"，使我更有信心和毅力与癌魔做斗争。

定期复查，预防复发

定期复查是综合治疗的继续，也是科学评价治疗效果的重要方法。因为癌症的治疗效果是用年生存率来评价的。我做根治手术3个月后开始复查，一年做三四次复查，检查项目包括血常规、肺部X线片、肝功能、血清癌胚抗原（CEA）定性定量、B超、（肝、胆、脾、肾、腹主动脉淋巴结）、纤维结肠镜。3年后每半年检查1次，5年后每年检查1次，坚持至今。每次检查结果基本正常，未发现转移复发。由于我白细胞偏低、体质差，从第二年起停止化疗，坚持服中药调养，采用活血化瘀、软坚散结、补气补血、扶正去邪等方法辨证施治和注射人胚胎素、干扰素，以增强免疫功能。同时在医生指导下，有针对性的服用一些保健品，如西洋参、红参、灵芝、蜂王浆冻干粉、冬虫夏草、蛋白质粉、天然B族维生素等。

总之，一定要遵照医嘱定期复查，不要嫌麻烦、怕痛苦或认为没有发觉症状而疏忽大意，这样很容易贻误治疗而遭不测，最后悔之晚矣。

由于我坚持上述康复做法，十几年来精神愉快，饮食正常，癌症得到基本康复，健康状况有了很大进步。2001年11月，我参加市癌症康复协会，成为一名癌症康复工作志愿者，作为群体抗癌的一员，与癌友们聚会"话疗"，相互交流康复经验，心情舒畅，其乐无穷。2002年4月原河池地区癌症康复协会授予我"抗癌勇士"光荣称号。我决心与全市癌友一道，为癌症康复事业献出自己的爱心。

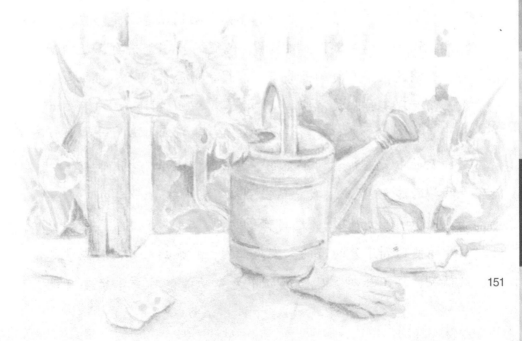

保持一个好心态

田守光

我们常说抗癌，与癌症做斗争。人得了癌症，就觉得走上了绝路，致使很多原本可以康复的患者，却因此走上了一条令人十分心痛的不归路，过早地离开了他们十分不愿意离开的亲人。

我今年66岁。32年前，我被诊断为喉癌。这些年的抗癌经历告诉我，癌症患者最重要的是保持一个好心态。

当时，我听说是喉癌的诊断，真的有如晴天霹雳。心一下就死了，或死了一大半，心死，精神就垮了。我在绝望与无助之下，做了全喉切除手术。全喉切除，就证明我今后再也不能说话了。我乱了方寸，紧张、害怕，不知以后的路怎么走。在短短的5个月里，我一共做了3次手术，绝望的我不知道自己还能活几天。在病区医护人员的开导下，我慢慢地冷静下来，根据自身情况，面对现实，积极治疗。

随着治疗效果越来越好，我的身体也慢慢地康复了，我从绝望、无助中又重新看到了光明，这使我又增加了活下去的勇气。在抗癌的这32年中，我总结出了以下几点：

1. 加强体能锻炼，进行有氧运动。调整好情绪，保持身心健康才能达到康复的目的。实践证明，癌症病人共同特点就是情绪低沉，思想压抑，从而削弱了免疫功能，对身体康复有很大影响。

2. 改变以前不好的生活习惯和饮食习惯。我常常问自己，在同样的环境下，别人不生病，我为什么患上重病？老天为什么对我这么不公平。后来我认真思考，这与我不良生活习惯也有很大关系。于是，我开始保持规律的生活，养成早睡早起的习惯，坚持适当的体育运动，做些力所能及的工作。饮食上，我本着过去爱吃的少吃些，多吃青菜、水果，不偏食，主食以杂粮为主。

3. 美满和谐家庭，也是战胜癌症的重要条件。我的妻子持家有道，后院平静、无事，我不受任何干扰，全身心投入治疗、康复，心情舒畅。平时自己也适当做些家务，既帮了妻子也锻炼了身体，增加了活下去的动力。可能是劫后重生的原因，现在我感觉自己是世界上最幸福的人。

在术后的康复期间，我参加了医院举办的无喉患者食管发音班，学会了用食管发音。能够重新开始说话，与人正常交流，这对我来讲是天大的事，这给了我重新回归社会的巨大的信心和勇气。

自此，我积极参加单位、社会组织的活动，帮助和我一样的病友，开导那些有不安情绪、恐惧心理的患者，进行沟通，清除顾虑，使他们相信"癌症不等于死亡"。鼓励癌友，珍惜生命，热爱生活，增强信心，战胜癌魔。重新回归社会。在这32年抗癌过程中，我有成功的经验，也有失败的教训。在此期间，我看到有不少癌症患者活下来，但更有很多的患者早早地离开了我们，永远地离开了我们。我苦苦阅读了很多有关方面的报章杂志，潜心学习了不少古今中外有关抗癌和养生方面的书籍，进行

附录：肿瘤患者谈抗癌

153

长时间深入细致的思索，用我所学到的知识去帮助别人。我还协助北京市、天津市、山西省、大连市、安徽省和浙江省等地医院办无喉患者食管发音班，使更多病友能重新讲话。

最后，我要谢谢为我治病的医务工作者，有了他们才有了我活下去的信念。我觉得有句话来形容他们再恰当不过了：爱在左，同情在右，走在生命路的两旁，随时播种，随时开花，将这一径长途点缀的花香弥漫，使得穿枝拂叶的人踏着荆棘不觉得痛苦，有泪可落却不觉悲凉。